フローチャート がん漢方薬

サポート医療・副作用軽減・緩和に!

新見正則 | 帝京大学 医学部 外科 准教授

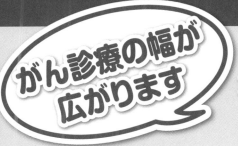

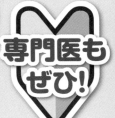

 株式会社 新興医学出版社

Flow Chart for Prescription of
Kampo Medicine for Supportive Cancer
Treatment and Reduction of Adverse
Reaction after Cancer Chemotherapy

Masanori Niimi, MD, DPhil, FACS

© First edition, 2017 published by
SHINKOH IGAKU SHUPPAN CO. LTD., TOKYO.

Printed & bound in Japan

推薦の言葉

　本書は，がんの補助医療として，またがん治療の副作用対策に，どのように漢方を取り入れたらよいかを，がんの病期・副作用別にフローチャート形式でまとめたものです．全体を通じて新見先生の「最先端のがん治療で限界を感じたとき，希望を失わないために漢方薬を使ってはどうか」という強いメッセージが込められています．

　今ではがんの診療は非常に進歩し，治せるがんも増えています．しかし，ひとたび「がん」と診断されれば，患者は肉体的にも精神的にも厳しい状況に置かれます．著者は，そのようなときにも漢方薬でまず闘う気力をつけるように，そしてがんと闘うためにできることをたくさんすれば，奇跡が起こることもあると説きます．そのように希望をつなぐことがなにより大切だと言います．

　私の母は，60代で悪性の胃がんを発症して手術を受けましたが，余命は長くて数年と云われました．そこで師の大塚敬節先生の診断を受け，漢方薬を飲んでその後20年生きました．解剖で全身にがんの転移がありましたが，生前はまったく症状はなく元気でした．

　がんの苦しみを少しでもやわらげ，最先端の化学療法の副作用に耐えられるよう患者をサポートするために，また，緩和医療を開始しても患者が希望を失わずに最期までがんばれるように，ぜひ本書を読んで漢方薬を明日の診療に役立てていただきたいと願います．

2017年3月

社団法人日本東洋医学会元会長名誉会員　松田邦夫

この本を読んで，
漢方をがん治療のサポート医療として使用して好成績
を残した時は，是非皆さんの専門の学会で発表をしてく
ださい．多くの西洋医に漢方の魅力を伝えてください．
宜しくお願いします．

著者

はじめに

　がん患者数は25年間で2.5倍となり，2人に1人は一生に一度，がんに罹患する時代となった．そして3人に1人はがんで亡くなっている．もちろん死因統計では1位の座を守り続けている．一方で，がん医療の進歩で死亡率は急速に減少している．がんを克服し，またがんと共に生きるためには，手術，抗がん剤，放射線治療に関連した副作用・合併症・後遺症の解決が重要な問題となる．西洋医学では十分な対応ができない訴えとして，全身倦怠感，食欲不振，しびれ，末梢神経障害，口内炎，皮膚障害，不定愁訴，冷えなどが挙げられる．このような症状や訴えに漢方薬を使用して対応することの有益性が発表されている．そして二重盲検試験も行われているし，科学的な機序の解明も進んでいる．しかし，漢方嫌いの西洋医を説得するには十分な結果ではない．飛躍的に漢方の臨床研究，そして基礎的研究を行わないと，せっかくわが国で漢方が西洋医に認知され始めたのに，その時代の流れに逆行することになってしまう．西洋医に漢方の有用性を理解してもらうには，がんの補完医療としての立ち位置がベストではないかと思っている．副作用対策のためにも，またがん治療の効果を増強するためにも漢方は有益と思っている．しかし，いざ漢方を使用してみようと思っても，漢方に親しみがない西洋医が漢方をすぐに処方することは難しい．そんな先生方のご要望に応えて，がん治療における漢方薬の使用方法をフローチャートでわかりやすくまとめたものである．

2017年3月

新見正則

本書の使い方

　本書はどこから読んで頂いても大丈夫です．また，漢方を今までまったく処方したことがなくても問題ありません．困っている症状を持つ患者さんに使ってみてください．西洋薬剤はすべて併用で問題ありません．粉をそのまま飲んでも，お湯に溶かして飲んでも問題ありません．食前や食間が基本ですが，忘れたときは食後で問題ありません．

　漢方は「些細な」力を持っていることが魅力なのです．つまり，ホルモンバランスに変化を及ぼすような力はありません．だからこそ，ホルモン療法を行っている乳がんの患者さんに漢方薬を処方する時に，特別な配慮は不要なのです．もしも，漢方にホルモンのバランスに影響を与えるような作用があると証明できた瞬間に，漢方は「些細な」治療ではなくなります．乳がんの患者さんが不定愁訴で困れば，オートマチックに加味逍遙散㉔を処方しています．たくさんの方に処方しましたが，今まで問題となったことはありません．

　漢方の魅力は，西洋薬剤の邪魔をしないことです．ですから気軽に使えるのです．だからこそ，医師の処方がなくても，薬局でもある程度のものは入手可能なのです．保険適用漢方エキス剤を１袋服用して死亡した報告はありません．また妊娠を知らずに飲んで，流産・早産した報告は１例もありません．何か起こるときは，内服している患者さんも，処方している医師も，「漢方では何も起きない」と思い込んでいるときです．つまり，何か起これば中止をすれば，問題ありません．

　ですから，僕の外来に来る患者さんで，主治医に漢方を内服していることを伏せたいと相談されると，「それでもいい

ですよ」と答えています．漢方に強烈な，抗がん剤に影響を与えるような作用があれば，そんな返答は無責任です．西洋医学的薬剤と食事の中間に位置するものといったイメージで使用しています．

　がんの化学療法は，最近の分子標的薬の開発により，飛躍的な進歩を遂げています．一方で漢方薬は症状に対する治療方法で，経験則から患者が楽になる方法を探した叡智です．ですから，西洋薬のすばらしい進歩とは違った意味で，何年経っても古くはならないという魅力があります．そんな叡智を是非，診療の一部にご利用下さい．

※本書で記載されているエキス製剤の番号は株式会社ツムラの製品番号に準じています．番号や用法・用量は，販売会社により異なる場合がございますので，必ずご確認ください．
※本書は基本的に保険適用の漢方薬を記載しています．
※本書は使いやすさを最優先し，基本的に商品名（® は割愛）で記載しています．一般名は（　）に表示しています．

目　次

1. がんのサポート医療 ……………………………… 11
がんのサポート医療 ……………………………… 12
がんと闘うために必要な 5 つの些細なこと …………… 23
がん治療で使われる基本用語 …………………… 25

2. モダン・カンポウ入門 ……………………………… 27
西洋医のためのモダン・カンポウ ……………… 28
漢方薬の副作用 …………………………………… 29

3. フローチャートがん漢方薬 ……………………… 33

がんのサポート
がんになったら ………………………………………… 34
PS0〜1 のがん治療の補助療法（参考剤）…………… 36
PS1〜2 のがん治療の補助療法（参考剤）…………… 38
PS2〜3 のがん治療の補助療法（参考剤）…………… 40
PS3〜4 のがん治療の補助療法（参考剤）…………… 42
元気すぎて困ったら ………………………………… 44
気力・体力・諸々の衰え（腎虚）………………… 46
華奢で血のめぐりが悪い（瘀血）………………… 48
体格中等で血のめぐりが悪い（瘀血）…………… 50
がっちり型で血のめぐりが悪い（瘀血）………… 52
がん患者さんのおすすめ処方まとめ …………… 54

副作用対策
がん性疼痛 ……………………………………………… 56
白血球および好中球減少時の感染予防 ………… 58
貧血 ……………………………………………………… 60
血小板減少症 …………………………………………… 62
悪心・嘔吐 ……………………………………………… 64

8

口内炎	66
下痢	68
イレウス	70
便秘	72
腹部膨満感	74
腹痛	76
腹水	78
黄疸	80
慢性的な黄疸	82
食欲不振	84
咳	86
空咳	88
脱毛	90
皮膚症状 発疹・紅斑	92
皮膚症状 乾燥	94
皮膚症状 色素沈着	96
皮膚症状 手足症候群	98
皮膚症状 毛嚢炎・吹き出物	100
皮膚症状 感染・粉瘤	102
皮膚症状 白髪・白斑	104
皮膚症状 爪の異常	106
皮膚症状 帯状疱疹	108
皮膚症状 帯状疱疹後疼痛	110
皮膚症状 放射線皮膚炎	112
めまい・ふらつき	114
うつ・うつ症状	116
不眠	118
筋肉痛	120
関節痛	122

尿意頻回	124
出血性膀胱炎	126
勃起障害	128
しびれ	130
リンパ浮腫による蜂窩織炎	132
不定愁訴	134
冷え	136
冷え症	138
ほてり	140
こむら返り	142
しゃっくり	144
倦怠感	146
体重が増えない	148
術後の瘻孔	150
嗅覚障害	152
味覚障害	154
口腔内乾燥	156
本態性振戦	158
眼症状	160
易感染症	162
咽頭異常症	164
不妊	166

4. 巻末付録 … 169

がん治療の頻用薬	170
細胞周期と使用される抗がん剤	175
参考文献	177
おわりに	179
索引	181

がんのサポート医療

がんのサポート医療

些細なことの積み重ねで，奇蹟も起こる

「ますます元気になりますね」僕の外来で看護師さんが不思議そうに本音を漏らしたひとコマです．2年以上前のことになりますが彼は40代で，都内の大きな病院で手術不能の膵がんと診断されたのです．その後，僕の外来に来ました．そしてこの「フローチャート漢方薬がん治療編」でお示しするような漢方薬を彼には処方しています．手術はできませんが，その病院は精一杯有効な抗がん剤治療を行っています．主治医の先生との関係も良好で，漢方を飲んでいることも了解いただいています．僕も不思議ですが，どんどんと元気になるのです．覇気とオーラがあるのです．一緒に来る奥さんも喜んでいて，ある意味びっくりしています．主治医からは，1年はもたないだろうと言われていたからです．

予後○○ヵ月，予後○○年と宣告されて，その後に僕の外来に辿り着いた患者さんに僕が言うことは，「人はいろいろです．主治医の先生が言われた月数や年数で亡くなる人もいますが，予想に反して何年も長生きする人も少なからずいますよ．僕たちの外来には」とお話します．100％の患者さんが，主治医が予想した期間で命が終わるわけではありません．僕も昔は「例外はあり得ないか，あっても極わずか」と思っていました．しかし漢方も用いたがんサポート医療を行っていると，消化器外科の専門医で，そして指導医でもある僕が驚くようなことが起こるのです．本当に不思議です．

多くの患者さんで抗がん剤の副作用が漢方薬によって相当軽減されています．僕が漢方を使う立ち位置は，西洋医学の

12　　　　　　　　　　　　　　88002-199 JCOPY

補完医療として基本的に保険適用漢方エキス剤を使用するという立場です．まず，有効な西洋医学的治療はもちろん行うのです．そしてそのサポートとして漢方薬が役に立つのです．漢方薬に明らかなエビデンスはありません．エビデンスとは大規模臨床研究によって確かめられた有益性という意味です．しかし，漢方には歴史に裏打ちされた相関があります．そんな昔の知恵を西洋医学のサポートとして利用するのです．エビデンスが明らかではないことを，僕は「些細なこと」と理解しています．しかし，些細なことの積み重ねで奇蹟は起こると思っています．エビデンスが明らかな西洋医学的治療を最優先し，そして漢方，食事，運動，養生，希望などの「些細なこと」を積み重ねて奇蹟は実際に起こるのです．

ピーター・メダワー卿

1960年にノーベル医学生理学賞を受賞したピーター・メダワー卿がこんなことを語っています．

もしもある人が，①病気になり，②何らかの治療を受けて，③治ったとき，その人の健康を回復させたのはその治療のおかげではないかもしれないということを，その人に納得させる方法は医学界には存在しない．

ある時間経過の中で，何か自分にとって嬉しい結果が起こると，その時間経過の中で自分が信じたいものが役に立ったと思いがちであるということを示していると思っています．この視点は医療をサイエンスとして行うには特に大切なことと思っています．医者はそれぞれ自分が行っている治療が正しいと思いたいし，患者さんも同じようにそう思いたいので

す. しかし，何が本当に有効で，何が本当に役に立っている
かを知ることは実は相当難しいということです.

人間ドック異常なし

50代の女性が，ちょっとはにかみながら診察室に入ってき
ました.「先生，会社にやれと言われた人間ドックではまった
く異常がありませんでした！」はにかんでいる理由は，彼女
は5年前に子宮がんの手術を経験しているからです. そして
がんは傍大動脈リンパ節にも転移していました. そして胸部
CTでは小さな，そして多発の肺転移が認められるのです.
彼女は，会社には自分ががんの手術をして，そして今も担がん
状態であることは伏せています. がんで有名な病院にときど
き通院しています. 手術は終了，そして局所の放射線治療も
終了，抗がん剤も使えるものは使いました. 今は漢方薬だけ
で様子を見ています. そのことをその病院の主治医には伏せ
ています. 西洋医学的治療がないので,「この先もしも何かあ
れば緩和医療科に相談するように」と言われています. でも
彼女はきわめて元気です. その病院の主治医の先生は不思議
がっていることでしょう.「なんで病気は進行しないのだ？」と.

がんの集学的治療，つまり外科治療と放射線治療，そして
化学療法が奏功してこんな良い状態を保っていると思ってい
るかもしれません. そして学会などで報告しているかもしれ
ません. 実は，安定した担がん状態を保っているこの期間に
西洋医学的な治療は行われていないのですが.

僕が「漢方を盲信」している医者であるなら,「漢方薬で
しっかりサポートしているからこそ，こんなにも元気なん
だ！」と胸を張るかもしれません.「漢方を盲信」していれ
ば，そう思いたいからです. 僕は「漢方を含めた些細なこと

14

の積み重ねで元気なのだ」と思っています.

そして人間ドックを担当した医師は,「胸部 X 線検査を含めた諸検査の結果異常なし」と検査結果を出しました.彼にとってはルーチーンワークの1コマで覚えてもいないでしょう.患者さんが,がんで通院中という情報を流せば,また違った目で見たのでしょうが,その情報は伏せられていたのです.

つまり,患者さんは僕たち医療従事者にすべてを話している訳ではないのです.ある時間経過の中でがんが進行していないという紛れもない事実と,それが何故達成されたかを見極めることは難しいという事例です.

ピーター・メダワー卿のコメントが心にしみます.

雨ちゃん,お世話になりました

僕が若い外科医の頃,手術を毎日教えてくれた先生がいました.雨宮先生です.みんな「雨ちゃん」と呼んでいました.毎日一緒に手術をして,毎日一緒に夕食を食べて,そしていつも,いつも医療の話をしていました.そんな尊敬する彼が,「がんの手術はさらっと,手早く行うことがなにより大切だ!」とよく言っていました.「がんは取れる範囲のものを可及的に取り除けばいい」という主張なのです.当時僕は,目に見えるがんはすべて取り除くのが外科医の本分だと思っていました.何時間かかってもすべて取り除くことが与えられた仕事で,取り残しなどは論外と思っていたのです.手術を選択した患者さんに申し訳ないと心底思っていました.

彼は自分の経験も話してくれました.がんはリンパ節に転移します.そして腹膜にも転移します(腹膜播種).そんな「リンパ節転移や腹膜播種は,後日なくなることがある」と言

うのです.「画像診断で消失したこともあるし, 後日他の開腹手術を行って, がんがなくなっているのを確認したこともある」と言うのです.「そんなことあり得ないよな!」と心の中で思っていました.

乳がんの手術では, 当時はどんな小さな乳がんでも大胸筋切除と乳房の全摘術を行っていました. 100年以上前にハルステッドが確立した定型的乳房切断術です. そんな手術を横目に,「腫瘍だけさらっと取っても乳がんの予後は変わらないのに」と雨ちゃんは言っていました. 今や乳がんの手術は雨ちゃんが語っていたような手術になっています. 普通の乳がんに定型的乳房切断術を行う外科医は皆無でしょう.

外科医を30年近くやり, また漢方のサポート外来を始めて, いろいろな患者さんをみるようになると, いろいろな奇蹟が起こっています. がんが広がりすぎて手術ができない患者さんが長生きしたり, 多発転移の状態でも元気だったり, またがんが確かに消失したりです.

がんは毎日, そして刻々と, 発生しているそうです. でも自分の免疫力で摘み取っているのです. つまり免疫力の低下を避けることが実はもっとも大切ながんに対する対策と思うようになりました. 不要な長時間の手術などはまったく体にとっては不利益ということです. がんを退治するにも不利益なのです. 最近になって雨ちゃんの「手術はさらっと」という言葉が金言のように響きます. 可能であれば主病巣を摘出する手術は必要です. でもあまりにも免疫力を下げるような手術は絶対に遠慮すべきと思っています.

その雨ちゃんは, 僕が2013年にイグノーベル賞を取った年に亡くなりました. 入院中のベッドで受賞光景を見てくれていたようです. お礼に伺おうと思っていた矢先に他界されま

した．たくさんのことを教えて頂きました．

漢方だけでがんを治してください

　漢方サポート外来をやっていると，「漢方でがんを治して
ください」と懇願されることがあります．そんな時には華岡
青洲のお話をします．華岡青洲は江戸中期から後期に活躍し
た漢方の名医です．彼は1804年にチョウセンアサガオなどを
用いた全身麻酔を世界ではじめて行った医者として世界的に
認められています．漢方だけでがんが治るのであれば，華岡
青洲は奥さんとお母さんを実験台にして全身麻酔の開発など
を行う必要はありません．彼は自分が開発した全身麻酔で乳
がんの手術を多数行いました．このストーリーは有吉佐和子
さんの「華岡青洲の妻」という文庫本で楽しむことができま
す．

　「漢方ではがんは治せないから，華岡青洲は全身麻酔を世
界に先駆けて開発したのです．まず，手術ができるのなら，
主病巣は切除してもらって下さい．そしてその後に漢方で
しっかりサポートしますね！」と言って，主治医の元に戻っ
てもらいます．

サイエンスがない漢方

　僕は漢方にはサイエンスはないと思っています．サイエン
スとは現代科学に則した論理的ストーリーです．そんなこと
を言うと，「たくさんの，こんなにたくさんの漢方の作用機序
を語った論文はありますよ」と反論されそうです．そういう
論文のストーリーは「○○という漢方薬の中の，□□という
生薬に含まれている，△△という物質が，××に作用して，
薬効を生じている」というものです．確かにすばらしいので

JCOPY 88002-199

17

す．そうであれば，西洋薬学者は，△△という物質を化学合成しようと試みます．またわれわれは□□という生薬だけを飲めばそれで薬効としては十分のはずです．そして100年以上前，そんなストーリーからエフェドリンが発見されました．この作戦は新しい西洋薬学的な物質の発見には繋がりますが，漢方の真の魅力を実は発信できません．

漢方は生薬の足し算です．引き算ができるようになったのは1804年と思っています．この年は，阿片からモルヒネが分離精製できた年です．阿片の主成分である植物アルカロイドをモルヒネと命名したのです．ここから現代西洋薬学が発展します．分離精製，そして合成できるようになるのです．つまり引き算の薬学が急成長します．漢方はその遙か昔から存在します．引き算ができない時代の漢方の知恵は足し算です．つまり，些細な薬効が判明している生薬を組み合わせることで，作用を増強し，副作用を減らし，そしてある時は新しい作用を創り上げました．些細な薬効の生薬の組み合せで，漢方薬というすばらしい薬効を秘めた奇蹟が誕生するのです．これが漢方の魅力です．そこを説明することが大切と思っています．漢方の真の魅力を語るには，そんなサイエンスを展開する必要があるのです．

エビデンスがない漢方

僕は漢方にエビデンスはないと思っています．僕の思い描くエビデンスは，英文の超一流誌に論文が出て，それを追試した論文がたくさんの英文誌にでて，そして治療の正しさが検証されていくというものです．

まず，漢方にはレスポンダーとノンレスポンダーがあります．それを漢方では「証」と言っていると僕は理解していま

す．証が合えば漢方は効き，証が合わなければ漢方は効きません．まさにレスポンダーを見つける術が，漢方の歴史であり，漢方理論で，漢方診療なのだろうと思っています．レスポンダーを見つけるサイエンスが進歩すれば，漢方のランダム化研究も明らかな有意差が出るものと思っています．

　誰にでも効く，つまりほとんどがレスポンダーであるような漢方薬で臨床研究をすれば，それは差が出るでしょう．大黄含有漢方薬が便秘に有効とか，麻黄含有漢方薬に交感神経刺激作用があるとか当たり前のことは，相当量の大黄や麻黄を含有する漢方薬を使えば，明らかな結果が出るでしょう．しかし，生薬の足し算で効果を発しているような漢方らしい漢方薬では，全員に投与して最初から適切な処方に当たるということはあまり多くはないのです．

「些細な」なレベルを超えて

　漢方ファンとなった僕にとっての夢は，漢方が「些細な」レベルを超えることです．つまりエビデンスに裏打ちされることです．漢方は相関の知恵です．そこには脈々とした歴史があります．漢方が全く無効なら自然淘汰されるはずです．相関の知恵を究めることもひとつの方法です．そして相関を求めることも実は科学的なのです．

　1854 年，日本は嘉永 7 年で，安政元年です．ペリーが 2 回目に来航し，日米和親条約が結ばれた年です．そして，吉田松陰が投獄された年です．その1854年にロンドンではコレラが大流行していました．そこにジョン・スノーがいました．彼はコレラで死亡した人と，井戸の位置を詳細に地図上に記して，そしてコレラの原因が井戸に関係することを突き止めました．空気感染と思われていたコレラが，実は水から感染

することがわかり，そしてその井戸を封鎖して，コレラは終息しました．なぜ水から感染するかはわかっていませんでしたが，その相関を見つけ出したのです．そんな学問が疫学と僕は思っています．そしてジョン・スノーは疫学の父と呼ばれています．

漢方はこんな症状に，こんな漢方が効くという相関の知恵です．つまり疫学的知識なのです．ジョン・スノーが「やっぱり偉い」と思われたのは，30年後の1884年にロベルト・コッホがコレラ菌を発見したからです．「コレラ菌が井戸水にいたから感染が広がったのだ」と誰もが納得するストーリーになりました．

その後，20世紀を経て科学技術は進歩しました．そろそろ漢方も，ジョン・スノーの世界から，ロベルト・コッホのレベルに脱皮する時と思っています．そして経験則に立脚しているレスポンダーの判断を，サイエンス的に，デジタルに行える方法を確立できれば，漢方の新しい世界が開けると思っています．その時が，明らかなエビデンスがない「些細な」レベルを漢方が超える時と思っています．

漢方にサイエンスもエビデンスも不要！

「漢方にサイエンスがないから使わない，漢方にエビデンスがないから使わない」という意見をよく耳にします．僕も遙か昔に同じようなことを叫んでいました．しかし最近は，「いっそ，漢方にはサイエンスもエビデンスもない」と思って使い始めることが一番上手な入門方法と思っています．ある意味プラセボと思って使用するのです．今の医学で困っている領域に，試しに漢方を使ってみればいいのです．専門医が使用した体感こそが，サイエンスやエビデンスよりも大切と

思っています．西洋医学の補完医療としての立ち位置で有用性がわかるからです．そして有用性が体感できたのなら，専門医の視点からサイエンスやエビデンスを発信してもらいたいのです．

ではエビデンスは不要か？

「漢方にエビデンスを求めないのなら，エビデンスは医療には不要ではないですか？」と言われそうです．エビデンスは絶対に必要です．それはその治療で失うものが大きい場合です．

僕が提唱するモダン・カンポウの立ち位置は，現代西洋医学で困っている領域に，保険適用漢方エキス剤で対応することです．そして最初から当たるとは思わずに，気楽に順次処方し，効く漢方薬を見つける作戦です．それでいいのです．患者さんが治れば，良くなれば，それが勝ちです．それが臨床医です．漢方は保険が利きますので，3割負担で1ヵ月の薬価は平均1,000円，つまり毎日30円です．そして，漢方は医師の処方箋がなくても手に入れることができるような，比較的安全な部類の薬剤です．僕は保険適用漢方エキス剤のどれも試飲しています．健康な僕が飲みたくないと思う漢方薬はひとつもありません．それぐらい安全なレベルの薬剤です．西洋医学で治らない時に，気楽にそして漢方を探すことはまったく問題ないはずです．

ところががんに対して行われる外科的治療，放射線治療，抗がん剤治療には絶対にエビデンスが必要です．基本的にどれも失うものが大きいからです．外科治療は無効であれば誰も希望しません．同じ効果であれば小さな手術を誰もが希望します．放射線療法も同じです．局所をやけどさせるイメー

JCOPY 88002-199

21

ジですので，できれば行いたくありません．そしてできれば
局所をできるだけ小さく限定してもらいたいのです．抗がん
剤は全身を回ります．両刃の剣です．効く抗がん剤には副作
用があります．それも結構強烈な副作用がつきものです．で
すから，エビデンスが必須なのです．失うもの，犠牲にする
もの，つらい副作用などがあるので，是非とも効く治療を知
りたいのです．だからこそ，エビデンスが必要なのです．

効く抗がん剤は使用する

　僕の立場は西洋医ですので，外科治療，放射線治療，そし
て抗がん剤は是非行うべきです．それは効く可能性が高いと
いう前提があっての話です．延命効果や症状の緩和効果もな
い外科治療や放射線治療，そして抗がん剤は絶対に行うべき
ではありません．抗がん剤は，最初は効いても，その後効か
なくなることがあります．腫瘍が小さくなる，腫瘍マーカー
が低下するなどの御利益があれば行いましょう．御利益がな
くなった治療は止めましょう．これがなかなかできません．
他にやることがないから，エビデンスはないが，やってみよ
うということが実は結構行われています．

漢方薬は使ってみて，良さがわかるのだ

　漢方はサイエンスもエビデンスも不要です．あれば嬉しい
のですがまだまだです．歴史に裏打ちされた相関の知恵と，
現代医学も知っている経験豊富な医師が「有効だ」と体感し
ている漢方薬は是非使用すべきです．費用が安く，副作用が
少ないのですから，漢方にはサイエンスがない，エビデンス
がないと嫌っていないでまず体感することが大切なのです．
そのための知恵が本書には記載されています．

がんと闘うために必要な5つの些細なこと

1. 高蛋白質食

　炭水化物を食べ過ぎないようにします．炭水化物は，主食，甘いもの，果物です．現代日本人は炭水化物の取り過ぎです．

　そして患者さんには次のように説明しています．

　「PET という検査をご存知ですか．がんに優先的に取り込まれる物質を注射して，そしてその物質には CT で検出できるマーカーが付いています．注射した後に CT 検査をするとその物質が取り込まれた部分を検出できるという作戦です．この物質はブドウ糖で，ブドウ糖がたくさん連なったものがなんと炭水化物です．つまりがんは炭水化物が好きだということがわかりますね」

　そしてリンパ球を増やすためにも蛋白質は必要と思っています．がんと戦う免疫系の準備に基本的に蛋白質は必要です．

2. 有酸素運動

　有酸素運動を勧めています．散歩から始めてもらっています．もちろん，日頃から慣れ親しんだ運動があればその継続で問題ありません．肥満の方がすぐにジョギングを始めると膝の障害を招きますので，まず散歩です．ジョギングは散歩の3倍近い重さが膝にかかります．あまりにも肥満な方には，体重をサドルで支えるような運動，つまり止まっている自転車に乗る，またはボートを漕ぐような運動を勧めています．もちろん，ヨガや太極拳でも構いません．

3. 身体を温める

　身体は冷やさないようにします．がんの患者さんは多くが冷えています．そして冷えを改善すると抗がん剤の副作用が軽減します．冷たい飲み物は勧めません．野菜ジュースではなく野菜スープです．ビールなどは一口にして，あとは温かいものを選びます．腹巻きも効果的です．お風呂にゆっくりつかることもいいでしょう．

4. 漢方薬を飲む

　そして漢方薬を飲みます．その詳細はこの本に書かれています．

5. 希望をもつ

　最後に希望をもちます．多くの患者さんが「腫瘍内科に行くと，毎回死ぬ話ばかりされる」と愚痴をこぼします．そんな役割も大切でしょうが，僕たちは，些細なことの積み重ねで奇蹟はたくさん起こっていると励まします．希望がなにより大切と思っています．

がん治療で使われる基本用語

奏功率（response rate）とは

　漢方でサポート外来を行うにあたって，腫瘍内科医と同じレベルの知識は不要です．しかし，がん治療で使われる言葉は知っておいた方が，紹介状を読むにも，書くにも役に立つものです．

　まず，奏功率に関係したもので，CR，PR，SD，PD といった言葉は大切です．そして奏効率とは，あるがん治療法を患者に用いた際，その治療を実施した後にがん細胞が縮小もしくは消滅した患者の割合を示したものであり，治療法の評価の基準として用いられています．

完全奏功	complete remission：CR	完全に腫瘍が消失している
部分奏功	partial remission：PR	腫瘍が全体の30％以上減少した状態
安　定	stable disease：SD	腫瘍の大きさが治療前と変わらない
進　行	progressive disease：PD	治療前と比べて腫瘍が20％以上大きくなった状態，もしくは新しい病変の出現

　　奏功率＝（CR の患者数＋PR の患者数）/治療患者数

パーフォーマンスステイタス（Performance Status：PS）とは

　パーフォーマンスステイタスとは，全身状態を表わす医学的指標です．PS 0 は健常人と同じ，そして PS 4 は寝たきりです．

　漢方は内服薬が基本です．そうすると基本的には PS 3 までの患者さんが対象で，漢方で西洋医学のサポートをしながら，がんと闘うためには PS 2 までの患者さんが対象と思っています．

PS 0	無症状で社会活動ができ，制限を受けることなく，発症前と同様に振る舞える
PS 1	軽度の症状があり，肉体労働は制限を受けるが，歩行，軽労働，座業はできる
PS 2	歩行や身の回りのことはできるが，時に介助がいることもある．軽労働はできないが，日中の 50% 以上は起居している
PS 3	身の回りのある程度のことはできるが，しばしば介助がいり，日中の 50% 以上は就床している
PS 4	身の回りのこともできず，常に介助がいり，終日就床を必要としている

モダン・カンポウ
入門

西洋医のためのモダン・カンポウ

　漢方薬ががん治療に効果を発揮するためには，西洋医が漢方を使用することが必要です．腹部や脈，舌などの漢方の古典的診察によるヒントを用いなくても，役に立てば漢方薬を使用すればよいのです．そして漢方薬は保険適用されています．

　疑う前にまず使ってみましょう．そんな立ち位置がモダン・カンポウです．漢方薬は食事の延長と思って使用して構いません．しかし，確かに漢方には薬効があります．つまりまれに副作用も生じます．何かあれば中止しましょう．それだけの注意を払って，がん患者さんに使用して下さい．

西洋医学の補完医療の漢方（モダン・カンポウ）

● 西洋医が処方する
● エキス剤しか使用しない
● 西洋医学で治らないものがメインターゲット
● 効かない時は順次処方を変更すればよい
● 現代医学的な視点からの理解を
● 古典を最初から読む必要はない
● 漢方診療（腹診や舌診）はしたほうがよいが必須ではない
● 明日からでも処方可能

大塚敬節先生は上記のような処方方法を「漢方薬治療」と呼んでいました．　　　　　　　　（「大塚敬節著作集」より）

漢方薬の副作用

Attention

小柴胡湯❾（添付文書の禁忌事項）

①インターフェロン製剤を投与中の患者
②肝硬変，肝癌の患者
③慢性肝炎における肝機能障害で血小板数が10万/mm³以下の患者

小柴胡湯❾が頻用されるところも誤投薬防止のために柴胡桂枝湯❿にしてあります．

Side effect
小柴胡湯❾による間質性肺炎 発熱，咳，息切れ

小柴胡湯❾による間質性肺炎はまれですが，忘れてはならない副作用です．添付文書でも小柴胡湯❾のみ赤字・赤枠で注意喚起されています．空咳，息切れ，発熱には注意しましょう．間質性肺炎はごくまれにしか起こらないと僕は思っていますが，日常的に起こっていても患者が勝手に中止するため大事に至っていないという意見を持っている漢方の先輩もいます．抗がん剤や抗リウマチ薬，抗不整脈薬の間質性肺炎は有名ですが，総合感冒剤でも生じます．

Side effect
甘草による偽アルドステロン症

甘草に含まれるグリチルリチンにより高血圧・浮

腫・血清カリウムの低下が起こります．甘草が1日量で6gを超えると起こりやすいと言われますが，2g程度でも起こる人もいます．また芍薬甘草湯❻❽を毎食3回何年も他院で処方されていてまったく元気な人も多数います．高齢者で，女性には男性の2倍生じ，また低身長，低体重の方が起こりやすいといわれています．

S ide effect
麻黄による高血圧

麻黄から血圧上昇薬であるエフェドリンが発見されました．麻黄剤と知らずに長期投与すると血圧が上昇することがあります．麻黄剤の長期投与を患者さんが希望するときは，最近は血圧計を購入してもらって，少なくとも毎朝測定してもらいます．そして血圧が上昇してくれば受診するように指導しています．

S ide effect
附子による動悸，不整脈，ほてり，頭痛

附子はがん治療には必須の生薬です．単剤で追加が可能です．熱薬ですので，体温が高い人，また子どもでは副作用が出やすいのです．その反面，冷えが多いがん患者さんでは相当の附子も内服可能です．不快な訴えには，汗が出すぎる，動悸がする，ムカムカする，下痢をする，火照る，頭痛がする，舌がしびれるなどがあります．患者さんが飲める附子の量を知ることはその後の治療にとって大切です．

Side effect
大黄による下痢

　大黄剤は刺激性下剤です．しかし駆瘀血効果のある生薬です．漢方では便秘よりは下痢の方が，効果が増強すると言われています．腸内細菌により漢方薬の成分に変化が生じて吸収されるからです．大黄剤と知らずに処方すると下痢をしたと叱られます．大柴胡湯 **8**，茵蔯蒿湯 **135**，三黄瀉心湯 **113**，桃核承気湯 **61** などは大黄を含みます．

Side effect
肝機能障害

　肝機能障害はよく起こる副作用です．世の中では防風通聖散 **62** によるものがもっとも多いのです．ナイシトールという商品名にて薬局でやせ薬として購入可能だからです．3ヵ月に一度は採血データを確認するようにしています．

Side effect
アレルギー症状・皮膚粘膜症状

　桂皮・当帰・黄芩などで生じます．痒みや赤みがでれば疑いましょう．しかし少々の痒みをアレルギーと判断すると西洋剤を含めて内服できるものがなくなります．適切な判断が必要と思っています．

フローチャート
がん漢方薬

がんになったら

ともかく大きな病気には

補中益気湯 ❹
＋
桂枝茯苓丸 ㉕

参耆剤の王様の補中益気湯❹と，駆瘀血剤の代表の桂枝茯苓丸㉕の組み合わせです．大きな病気になった時，入院する時などにともかく処方します．
参耆剤や駆瘀血剤が胃に障る時は六君子湯㊸で．

ひとこと MEMO

　西洋医学的切り口とは異なった漢方薬独特の分類で，特に臨床に重宝するのが，補剤と駆瘀血剤です．補剤には，補血剤，補腎剤，補気剤などの分類もありますが，まずは朝鮮人参と黄耆を含む参耆剤が大切です．その王様が補中益気湯❹です．瘀血は漢方らしい概念で現代風にいうと「古血の溜まり」で，幅広く応用可能です．その王様が桂枝茯苓丸㉕です．

診療コラム①　漢方は気楽に

　漢方薬の説明をするときに，「適当に飲みなさい」と言っています．薬剤師の先生は「建前通りに食前または食間と指導してくれるが，飲めなければ食後に飲んでもいいですよ」と言い添えるのです．食前と指定されると，真面目な患者さんほど飲めないものです．「漢方薬は生薬の足し算で，食事の延長みたいなものだから食後や食中に飲むと，生薬のバランスが崩れるので，効果が減弱する」と説明します．しかし，それもどこまで本当かもわからないのです．ともかく飲んでもらうことが大切だと思っています．また，漢方薬は生薬の足し算で，かつ現代の保険適用漢方エキス剤には命にかかわるような生薬はありません．敢えて言えば，トリカブトを減毒した附子が該当しそうですが，附子を相当量内服しても副作用は，発汗，動悸，下痢，胃もたれ，舌のしびれなどで，死亡することはありません．僕のラボでのマウスの実験で一番の劇薬は山椒でした．相当の高用量を内服させると数分で頓死するのです．一方で，附子や麻黄，大黄をいくら飲ませてもマウスは死亡することはありません．保険適用漢方エキス剤で流産や早産した報告はありません．また1包飲んで死亡した報告もありません．何か起こるときはぼつぼつ進行するのです．だから，「漢方薬も薬効があるから，まれになにか起きます．もしも不調を感じたら中止して下さい．そして来院するか，電話でご相談ください」と言い添えれば何も心配ないのです．そんな言葉でしっかりと補えば，漢方は気楽に処方して問題ないと思っています．

PS0〜1 のがん治療の補助療法
（参耆剤）

ファーストチョイス

冷えがあれば

ひとこと MEMO

　補中益気湯❹は朝鮮人参と黄耆を含む参耆剤です．保険適用漢方エキス剤は148種類あり，参耆剤は10種類です．いずれ全て覚えましょう．他の9種類は，十全大補湯❹，人参養栄湯⓵⓪⑨，半夏白朮天麻湯❸，帰脾湯❻，加味帰脾湯⓵③⑦，清心蓮子飲⓵①①，清暑益気湯⓵③⑥，大防風湯❾，当帰湯⓵⓪②です．補中益気湯❹は，PS0〜1 の状態にベストマッチです．

36   88002-199 **JCOPY**

がんのサポート

補中益気湯 ㊶

がん治療の処方に迷ったら，補中益気湯㊶を出しましょう．これだけでも相当喜ばれます．気力と体力を維持できます．胃に障る時は六君子湯㊸で．

補中益気湯 ㊶ ＋附子

冷えがある時は附子を足します．まず，補中益気湯㊶単剤で使用し，その後，附子を増量すると安全・安心です．

ひとこと MEMO

　補中益気湯㊶は人参，黄耆，蒼朮，当帰，柴胡，陳皮，升麻，大棗，甘草，生姜の10種類の生薬からなる漢方薬です．冷えには，附子を少量でも加えると効果が増強します．冷えが強い時は，附子をさらに増量しましょう．附子は単独のエキス剤で増量可能です．まずは1日量で1.5ｇ，つまり0.5ｇ×3/日で始めて，1日量3ｇ，4.5ｇと増量します．

PS1～2 のがん治療の補助療法
（参耆剤）

ファーストチョイス

冷えがあれば

ひとこと MEMO

　　十全大補湯㊽は四物湯㋟（当帰・芍薬・川芎・地黄）＋四
君子湯㋕の君薬（人参・蒼朮・茯苓・甘草）＋黄耆・桂皮で
す．四君子湯㋕は気力がない状態（気虚）の特効薬です．四
物湯㋟と四君子湯㋕を含むので，気血両虚の漢方薬とも言わ
れますが，西洋医学的立場からは貧血様症状があり，PS1～
2 の状態にベストマッチと覚えましょう．

38　　　　　　　　　　　　　　　　　　　88002-199 JCOPY

十全大補湯 ㊽

十全大補湯㊽は貧血様症状全般（血虚）に有効な四物湯㋛を含む参耆剤です．胃に障る時は六君子湯㊸で．

十全大補湯 ㊽ ＋附子

冷えがある時は附子を足します．まず，十全大補湯㊽単剤で使用し，その後附子を増量すると安全・安心です．

ひとこと MEMO

附子はトリカブトを減毒した生薬です．患者さんには「人を殺そうと思っても無理だし，自殺用にも使えませんよ」と言って安心してもらっています．副作用は，汗が出すぎる，心臓がドキドキする，下痢をする，ムカムカする，舌がしびれる，頭痛がするなどです．副作用は冷えがある程，高齢者ほど生じにくいと言われています．

PS2〜3 のがん治療の補助療法
（参耆剤）

ファーストチョイス

冷えがあれば

ひとこと MEMO

　人参養栄湯⑩は人参，黄耆，地黄，当帰，芍薬，白朮，茯苓，桂皮，遠志，陳皮，甘草，五味子の 12 種類の生薬から成る漢方薬です．四君子湯⑦の君薬（茯苓，蒼朮，人参，甘草）を含みます．また四物湯⑦（当帰，芍薬，川芎，地黄）から川芎を抜いたものが入っています．五味子は呼吸器系に働き，遠志や桂皮は気持ちを鎮める作用があります．

40

人参養栄湯 108

人参養栄湯108は呼吸器病変に頻用する参耆剤です．十全大補湯48の呼吸器バージョンらしい構成の漢方薬です．胃に障る時は六君子湯43で．

人参養栄湯 108 ＋附子

冷えがある時は附子を足します．まず，人参養栄湯108単剤で使用し，その後附子を増量すると安全・安心です．まず，怖がらずに自分で飲んでみましょう．

ひとこと MEMO

　西洋医学的立場からは呼吸器症状があって，PS2～3の状態がベストマッチと覚えましょう．肺がんや悪性中皮腫では最初から，つまりPSがもっと良好でも使用されます．肺転移を伴う状態にも諸症状が緩和されたり，抗がん剤の副作用が軽減すると喜ばれます．附子の増量は「副作用が出れば減量」と気楽に構えて使用すればいいのです．

PS3〜4 のがん治療の補助療法
（参耆剤）

ファーストチョイス

セカンドチョイス

ひとこと MEMO

真武湯❸は附子，茯苓，蒼朮，芍薬，生姜の5種類の生薬からなる漢方薬です．附子剤と水のアンバランスを改善する茯苓や蒼朮を含みます．温めて，むくみなどをとるので，担がん状態の患者さんには使用頻度が高い漢方薬です．附子の増量も効果的ですが，まず人参湯❸との合方を試しましょう．PS3〜4 の状態にも使用可能と覚えましょう．

真武湯 ㉚
真武湯㉚は麻黄も甘草も含みません．そして附子剤です．困った時にともかく処方する漢方薬のひとつです．胃に障る時は六君子湯㊸で．

真武湯 ㉚ ＋人参湯 ㉜
真武湯㉚と人参湯㉜を合わせると傷寒論に書かれている昔の漢方の茯苓四逆湯（茯苓・人参・甘草・乾姜・附子）に近くなります．

ひとこと MEMO

人参湯㉜は人参，蒼朮，乾姜，甘草からなる漢方薬です．真武湯㉚と人参湯㉜を合わせると，附子，乾姜，蒼朮，茯苓，人参，芍薬，甘草，生姜になります．約 1800 年前の傷寒論にある茯苓四逆湯は成分がすべて含まれています．また，実は煎じ薬も健康保険が利くので，煎じ薬に挑戦して茯苓四逆湯を処方することも楽しいと思います．

元気すぎて困ったら

元気が有り余っている時に

セカンドチョイス

ひとこと MEMO

　がんの手術後，または担がん状態でも朝鮮人参と黄耆を含む参耆剤がどうも飲めないという人がいます．「補う」と違和感がある人で，そんな時には「瀉する」治療，つまり瀉心湯などでいろいろな症状が晴れることがあります．今まで漢方薬を患者さんが飲めないなどと訴えた時にちょっと使用してみてください．そして上手くいけば続行です．

黄連解毒湯 ⓯

黄連解毒湯⓯は冷ますイメージの漢方薬です．がんの治療後なのに，妙に元気すぎる人がいます．そんな人に有効なことがあります．

黄連解毒湯 ⓯ ＋大柴胡湯 ❽

黄連解毒湯⓯は黄連と黄芩を含む瀉心湯類です．大柴胡湯❽は柴胡と黄芩を含む柴胡剤です．黄芩がダブります．

ひとこと MEMO

　瀉心湯は心窩部の圧痛・違和感が漢方的腹部診察からの処方ヒントです．心下痞鞕などと呼ばれます．また柴胡剤は肋骨弓下の圧痛・違和感が漢方的腹部診察からの処方ヒントです．胸脇苦満と呼ばれます．いろいろと触っていると様々なお腹の所見があることに気がつき，その後に著効例を経験し，そこから後方視的に納得できることもあります．

気力・体力・諸々の衰え （腎虚）

ファーストチョイス

冷えがあれば

ひとこと MEMO

腎虚とは，50歳を過ぎたぐらいから誰もが感じる症状です．「シャクだけれども数年前よりも歳を感じるな」といったイメージです．気力・精力が萎える，体力が衰える，腰痛，下肢痛，頻尿，めまい，耳鳴り，熟眠感の減少などです．アンチエイジングに対する精一杯の漢方の知恵が牛車腎気丸 107 や八味地黄丸 7 です．

46   88002-199 JCOPY

牛車腎気丸 107

牛車腎気丸107は初老期の諸々の訴え（腎虚）の薬です．がん患者の多くは若くてもそんな症状が出るものです．八味地黄丸7に牛膝と車前子が加わると牛車腎気丸107になります．牛車腎気丸107が手元になければ，八味地黄丸7で代用可能です．

牛車腎気丸 107 ＋附子

牛車腎気丸107は附子を含みます．しかし，附子を増量した方が効果は増強します．副作用がでない範囲で増量しましょう．

ひとこと MEMO

腎虚を判断するには腹部の診察もヒントになります．漢方には経験に裏打ちされた相関があります．こんな症状にはこんな漢方薬が効くことが多いという経験則です．そこに漢方的腹部診察（腹診）があります．腎虚の人の多くに，臍下の正中に腹力の軟弱さがあります．手刀を臍と恥骨の中心線に置くと小骨盤腔に入り込むイメージです．

華奢で血のめぐりが悪い（瘀血）

ファーストチョイス

こじれた時の
セカンドチョイス

ひとこと MEMO

　瘀血という概念は極めて漢方的です．しかし，それを治す薬である駆瘀血剤は確立されており，そして駆瘀血剤で軽快する病態は計り知れません．瘀血は，目の下のクマ，舌下静脈の怒張，下腹部の圧痛，痔疾患，下肢静脈瘤様症状などですが，そんな些細なものだけが瘀血の病態ではありません．駆瘀血剤でよくなる病態を瘀血と考えると整合性が合います．

当帰芍薬散㉓

がん患者の多くは瘀血の状態です．華奢な人向きの駆瘀血剤である当帰芍薬散㉓を使用します．当帰芍薬散㉓は水のアンバランスも改善します．

当帰芍薬散㉓＋柴胡桂枝湯⑩

駆瘀血剤と柴胡剤はベストマッチです．柴胡剤はこじれた状態（少陽病期）に使用します．通常は小柴胡湯⑨ですが，小柴胡湯⑨に肝がんに対して禁忌があるので，誤投与を避けるために敢えて柴胡桂枝湯⑩にしてあります．

ひとことMEMO

駆瘀血剤は実証から虚証に向かって，桃核承気湯(61)，桂枝茯苓丸㉕，当帰芍薬散㉓，当帰建中湯(123)です．含有生薬をみると，桃仁・牡丹皮・紅花・大黄・当帰の２つ以上を含む駆瘀血剤です．また当帰は駆瘀血作用が強いので一剤でも駆瘀血剤ですが，四物湯(71)類と区別するために，当帰があって地黄を含まないものが虚証向けの駆瘀血剤と考えます．

体格中等で血のめぐりが悪い
（瘀血）

ファーストチョイス

こじれた時の
セカンドチョイス

ひとこと MEMO

桂枝茯苓丸㉕は桂皮，芍薬，茯苓，桃仁，牡丹皮の５種類
の生薬から構成される漢方薬です．桃仁と牡丹皮という駆瘀
血効果のある生薬を含んでいるので駆瘀血効果の強い漢方薬
と認識できます．生薬から漢方薬の性格が判断できるように
なると臨床での幅が広がります．興味がある方は「３秒でわ
かる漢方ルール」（新興医学出版社）を参考にして下さい．

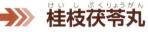

桂枝茯苓丸 ㉕

中肉中背からがっちりタイプ向けといわれる桂枝茯苓丸㉕ですが，麻黄や大黄を含まないので虚証でも実は使用可能です．

桂枝茯苓丸 ㉕ ＋大柴胡湯 ❽

柴胡剤のひとつである大柴胡湯❽を加えます．こじれた状態にこれで対応可能となります．

ひとことMEMO

　漢方名に「柴胡」とあるものは基本的に柴胡と黄芩を含んでいます．そして実証から虚証に向けて，大柴胡湯❽，柴胡加竜骨牡蛎湯⓬，四逆散㉟，小柴胡湯❾，柴胡桂枝湯❿，柴胡桂枝乾姜湯⓫と並んでいるといわれます．四逆散㉟は柴胡・枳実・芍薬・甘草の4つからなる漢方薬で確かに「柴胡」という文字が漢方名にないので黄芩は含まれていません．

がっちり型で血のめぐりが悪い（瘀血）

> **ファーストチョイス**

> **こじれた時の
> セカンドチョイス**

ひとこと MEMO

　桃核承気湯❻は桃仁・大黄・芒硝・桂皮・甘草の5種類の生薬からなる漢方薬です．桃仁と大黄があるので駆瘀血作用が強い漢方薬とわかりますし，また大黄と芒硝を含むので承気湯類です．承気湯は気が晴れるという意味ですが，スカッと排便すると気が晴れるためとも言われています．

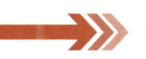

桃核承気湯 ❻❶

桃核承気湯❻❶は大黄と芒硝を含む承気湯類です．便秘の人には快便をもたらします．

桃核承気湯 ❻❶
＋大柴胡湯 ❽

大柴胡湯❽は大黄を含みます．桃核承気湯❻❶と大柴胡湯❽を併用すると大黄がダブりますので，相当の瀉下効果になります．

ひとこと MEMO

大柴胡湯❽は大黄を含む柴胡剤，柴胡加竜骨牡蛎湯⓬は心を鎮める竜骨と牡蛎を含む柴胡剤，四逆散㉟は芍薬と甘草を含む柴胡剤，小柴胡湯❾は人参を含む柴胡剤，柴胡桂枝湯❿は小柴胡湯❾に桂枝湯㊺を加えたもの，そして柴胡桂枝乾姜湯⓫は温める作用が強い乾姜を含む柴胡剤として覚えると役に立ちます．

がん患者さんの
おすすめ処方まとめ

がん患者の毎食前の
おすすめ処方

就寝前の
おすすめ処方

ひとこと MEMO

　食前に飲めなければ，食後でも問題ありません．それぞれ
を別々に飲むと相当の水分量となる人は，お湯にすべて溶か
して飲めば水分量を控えることができます．また入れ歯など
にも詰まりません．漢方は電子レンジで「チン」可能です．
生薬数があまりにも多くなると効きません．漢方薬の複数同
時内服は2種類までが適量と思っています．

補中益気湯㊶
or 十全大補湯㊽
or 人参養栄湯(108)
＋牛車腎気丸(107)
＋附子

1包×3 毎食前
食前には，参耆剤＋牛車腎気丸(107)（補腎剤）＋附子増量が基本です．

桂枝茯苓丸㉕
or 当帰芍薬散㉓
or 桃核承気湯(61)
＋大柴胡湯⑧
or 柴胡桂枝湯⑩

1包×1 就寝前
就寝前には，駆瘀血剤＋柴胡剤が基本です．

ひとことMEMO

駆瘀血剤＋柴胡剤を昼と就寝前に内服する方法もOKです．その時は参耆剤と牛車腎気丸(107)と附子は朝食前と夕食前にします．これがフルコースで，これ以外にもちろん西洋薬剤を適宜使用します．本人の訴え，病気の種類，経過，そして腹部所見などをヒントに処方すれば役に立ちます．患者さんが「調子が悪い」と言えば中止です．

がん性疼痛

突然の痛み

痛みに耐える
気力を増したい

貧血様状態の時

呼吸器がん

ひとこと MEMO

　疼痛管理は格段の進歩を遂げたと思っています．モルヒネの十分量の使用も啓蒙され普及しました．むしろモルヒネの副作用の便秘に漢方薬は著効します．漢方的にサポートできるのはやはり附子で温度を上げることです．冷えている状態よりも温かい方が痛みは楽だと思います．

芍薬甘草湯 ❻❽

突然の痛みにはやはり芍薬甘草湯❻❽がオプションになります．

補中益気湯 ㊶ ＋附子

気力を増すこと，そして体温を上げると痛みも楽になります．

十全大補湯 ㊽ ＋附子

貧血様状態で，そして体温を上げたい時に使用します．

人参養栄湯 ⓙ ＋附子

呼吸器にがん病巣があって，体温を上げたい時に使用します．

ひとこと MEMO

お風呂に入って楽になる痛みなら，ぜひ附子を増量しましょう．常にお風呂に入っている状態を作ることが附子と思っています．そうであれば，温泉に長期滞在することも有効なことがあります．痛みのスパイラルを除去することがなにより大切です．また心のケアも実は相当な鎮痛効果があります．

白血球および好中球減少時の感染予防

ファーストチョイス

セカンドチョイス

ひとこと MEMO

　好中球数が 1,000/mm^3 未満になったら要注意といわれます．漢方薬を入院中に使用するか否かは担当科の主治医が決めれば良いと思います．外来通院中には役に立つと思っています．補中益気湯❹は柴胡を含む参耆剤にて風邪やインフルエンザの予防効果があると思われています．副作用と御利益を天秤にかければ，僕は断然御利益が多いですね．

補中益気湯 ㊶

補中益気湯㊶は好中球数が 1,000/mm^3以上の時，好中球がそれ以上下がらないように願って処方します．

十全大補湯 ㊽

十全大補湯㊽は好中球数が 1,000/mm^3未満で，少しでも好中球数が上がることを願って処方します．

ひとことMEMO

へモグロビンなどの血液検査の指標がない時代の貧血様症状に対応した薬が四物湯(71)で，その四物湯(71)を丸ごと含む参耆剤が十全大補湯㊽です．飲んでいて損はしない漢方薬だと思っています．G-CSF 製剤のように好中球数を的確に上昇させる漢方薬はありません．一般的に G-CSF 製剤は抗がん剤投与前後の 24 時間には使用しません．

貧血

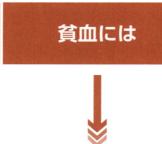

十全大補湯 ㊽

既に貧血状態があったり，将来貧血が予想される時に使用する参考剤です．

ひとこと MEMO

貧血の目安は，ヘモグロビンが 7 g/dL 未満です．しかし徐々に進行すれば，それ以下でも患者さんは結構元気です．出血の持続による貧血であれば，鉄欠乏性貧血にて還元鉄製剤であるフェロミアやフェルムを用います．十全大補湯㊽に鉄は含まれません．ヘモグロビンの他に，フェリチンが十分量になるまで鉄剤で補正します．

診療コラム② 身体診察で得られるもの

　漢方的腹部診察（漢方用語では腹診といいます）は処方選択のヒントにはなりますが，敢えてやる必要はないと思っています．腹診ができないからといって，がんの患者さんに漢方薬の処方を躊躇する方が不利益が多いと思っています．そして，僕は外来でも腹診を全員に行ってはいません．腹診の必要性を調べるために，ある時は全員に腹診を行い，ある時は全員に腹診を敢えてしないということをやってみました．処方選択に困ったことはなく，治療効果に差があったとも思えませんでした．つまり腹診は僕の診療には不要といっても過言ではありません．

　実はがんの患者さんには基本的に全員に腹診を行っています．なぜかというと，患者さんがとても喜んでくれるからです．画像診断が普及し，採血検査で多くの有益な情報が得られる今日，西洋医学的な腹部診察を行う医師も多くはありません．むしろ，電子カルテのコンピューター画面に釘付けで，顔も見ずに，もちろん身体も触らずに，外来が終了することもあるでしょう．僕が敢えて不要である腹診を行うと，泣いて喜んでくれる患者さんも多いのです．「はじめてこんなに身体を触ってもらいました．ありがとうございました」といった具合です．そんな経験をしてから，漢方の効果をより高めるために腹診を行います．せっかくなので，西洋医学的な診察も行います．眼瞼結膜，口腔内，頸部リンパ節，甲状腺，ウィルヒョーリンパ節，胸部の打診と聴診，足のむくみ，足の脈，そして腹臥位になってもらって，背中や腰，肩の筋肉を触ります．そんな診察で新しい発見をすることも多いのです．

副作用対策

血小板減少症

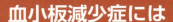

血小板減少症には

加味帰脾湯 ⑬

血小板が5万/μL 未満で加味帰脾湯⑬使っています.

ひとことMEMO

　抗がん剤による血小板減少症にどこまで効果があるかはまだ疑問です．特発性血小板減少性紫斑病（ITP）では，効いたという報告が散見されますし，自分の経験でも有効です．加味帰脾湯⑬は参耆剤にて，血小板増強効果もあれば儲けものと思って使用しています．参耆剤にて気力・体力は付くので，補中益気湯㊶や十全大補湯㊽から変更することがあります．

診療コラム③　とんでもない話

　がんの患者さんがくると，「遺言は書きましたか？」と尋ねます．結構な頻度で尋ねます．こんなことを言えるようになるまで医者としての相当の経験が必要でした．家族が一緒にみえるときなどは，そんな話を切り出しても，笑顔で「まだ書いていません．書くように先生から言って下さい」とお願いされることもあります．また，「残すものは何もないから書く必要がない」と言う人もいます．そんな時には，「もしもあなたが亡くなったら，誰に連絡をしてもらいたいとか，葬式の方法とか，なにか言っておくことはないのですか？」などと会話を続けます．ある意味，医者が死の話，それも遺言の話をするなどとんでもないことです．でもそんな会話で失敗したことはありません．むしろいい人間関係ができるきっかけになっています．

　外来診療は芸術です．同じ文言を生意気な若い昔の僕が言ったのではクレームの嵐になったでしょう．僕は外来診療が大好きです．「先生の外来に来ると力がもらえるんだよね」と多くの患者さんが言って帰ります．漢方がどこまで有効かは実は不明です．でも漢方は僕の外来診療の大切なツールなのです．漢方での治療が続くからこそ，患者さんは希望を持って，とんでもない話も，半分笑い飛ばしながら，一方で現実を受け入れながら聞いてくれるのです．外来診療が好きな先生の外来を見学するのが僕の趣味です．そこにはアートがあるからです．たくさん勉強になるからです．新しい知恵や技を知るととても得した気持ちになるのです．

副作用対策

悪心・嘔吐

ファーストチョイス

セカンドチョイス

ひとこと MEMO

　抗がん剤による嘔吐はセロトニン5-HT3受容体拮抗薬(カイトリル，セロトーン，ゾフラン，ナゼアなど）が登場して格段に改善しました．急性期の悪心・嘔吐には有効ですが，一方で遷延性のものにはあまり効きません．デキサメサゾンも悪心・嘔吐のリスクが低いものには頻用されます．抗がん剤の副作用としての悪心・嘔吐はガイドラインがあります．

小半夏加茯苓湯 ㉑

小半夏加茯苓湯㉑は冷服が基本です．漢方エキス剤をお湯に溶かした後に，冷蔵庫で冷やしてから飲みます．ペットボトルに入れて，チョビチョビ飲みます．

人参湯 ㉜

人参湯㉜は温服が基本です．お湯に溶かして飲みます．

ひとこと MEMO

　小半夏加茯苓湯㉑はつわりの特効薬です．そして人参湯㉜はつわりのセカンドチョイスです．頓服ではプリンペラン，ノバミン，セレネース，ワイパックス，レスタミンなどが有効と言われています．患者さんが漢方好きであれば，頓用で漢方を一緒に試すことは悪くない選択肢です．投与前から生じる悪心・嘔吐には漢方薬は有効と思っています．

口内炎

ファーストチョイス

セカンドチョイス

ひとこと MEMO

　ムコスタ3錠を 100 mL の水に入れて，桔梗湯⑱のように
頻回にうがいしながら飲み込むと効果的です．ケナログやア
フタッチなどの外用薬も適宜使用します．ザイロリック100
mg を 30 mL に溶かしてうがいすることを勧める人や，コル
ヒチンの内服が有効という人もいます．

桔梗湯 138

電子レンジでチンして，ペットボトルに入れて，冷蔵庫に保存，頻回にうがいしながら飲み込みます．桔梗湯❶❸❽の氷片も好評です．

黄連湯 120
or 半夏瀉心湯 14
or 黄連解毒湯 15

黄連，黄芩，黄柏などの「黄」の字が付く生薬に口内炎を治す効果があります．

ひとこと MEMO

　オンコビン（ビンクリスチン），5-FU（フルオロフラシル），メトトレキセート（メトトレキサート）などでよく見られます．そして抗がん剤の多剤併用では口内炎は必発です．抗がん剤の治療前に歯の治療を済ませておくことは相当重要です．口腔内衛生を徹底して，刺激物の飲食を避けるなども励行させます．

下痢

ファーストチョイス

セカンドチョイス

ひとこと MEMO

収斂薬のタンナルビン，吸着薬のアドソルビン，腸管運動抑制薬のロペミンやリン酸コデイン，トランコロンなどの抗コリン薬，整腸剤の乳酸菌製剤，消化運動調律剤のセレキノン，高吸収性ポリマーのコロネル，そしてクラビットなどのニューキノロン系抗菌薬を適宜使用します．頑固な場合はアヘンチンキを使用します．

芍薬甘草湯 ❻❽

化学療法の当日に消化器の副交感神経の刺激で生じる激しい下痢には芍薬甘草湯❻❽が効果的です．

半夏瀉心湯 ⓮

カンプト（イリノテカン）の下痢には半夏瀉心湯⓮が有効と添付文書に記載があります．

or 柴胡桂枝湯 ❿

不明の腹痛にも有効です．

or 真武湯 ❸⓿

アツアツにして内服（熱服）します．

or 人参湯 ❸❷

人参湯❸❷は真武湯❸⓿と一緒に内服しても効果的です．

ひとこと MEMO

　カンプト（イリノテカン）は体内で抗がん作用のある活性代謝産物 SN38 に変換され，その後肝臓で無毒化されます．ところが，胆汁とともに腸管に移動すると腸内細菌のβグルクロニダーゼによって再び SN38 となり腸粘膜を刺激して激しい下痢を生じます．半夏瀉心湯⓮に含まれる黄芩内のバイカリンがβグルクロニダーゼの作用を止めるのです．

イレウス

ファーストチョイス

セカンドチョイス

ひとこと MEMO

　中建中湯とは大建中湯⑩＋小建中湯㊾です．ともに膠飴が入っています．桂枝加芍薬湯㊿に膠飴を加えたものが小建中湯㊾ですから，膠飴の重複を避けるには，大建中湯⑩＋桂枝加芍薬湯㊿を処方します．敢えて膠飴（あめ）で甘くしたい時は大建中湯⑩＋小建中湯㊾も OK です．大建中湯⑩は急性期，中建中湯は慢性期のイレウスと使い分けていました．

大建中湯 ⑩

大建中湯⑩はイレウスという病名で大々的に処方されています．一番売れている漢方薬です．

大建中湯 ⑩
＋桂枝加芍薬湯 ㊱

大建中湯⑩だけでは効かないこともあります．そんな時には大建中湯⑩に桂枝加芍薬湯㊱を加えて中建中湯にします．

ひとこと MEMO

　大建中湯⑩は山椒，乾姜，人参，膠飴から成ります．山椒は腸管の運動を亢進させ，ガスを減らすそうです．乾姜は温める生薬です．1800 年前の傷寒論の時代，参耆剤のように元気がない人に使用されていました．温めて，胃腸の動きをよくするといったイメージです．イレウスという病名よりも，この方が使いやすいですね．

便秘

ファーストチョイス

セカンドチョイス

ひとこと MEMO

がん患者さんの便秘の原因は様々です．がんの存在や手術による腸管狭窄，腹水，抗がん剤や抗コリン薬による腸管麻痺，過度の安静，甲状腺機能低下による便秘などがあります．オンコビン（ビンクリスチン），タキソール（パクリタキセル），ベルケイド（ボルテゾミブ）などで頑固な便秘が生じます．

>> **麻子仁丸** 126 or **潤腸湯** 51

まずは麻子仁丸126か潤腸湯51から始めます．すでに酸化マグネシウムなどを飲んでいれば続行でも，中止でも問題ありません．

>> **調胃承気湯** 74

承気湯とは大黄＋芒硝です．調胃承気湯74は大黄甘草湯84＋芒硝です．

　　or **大承気湯** 133

大承気湯133は大黄＋芒硝に厚朴と枳実です．

　　or **桃核承気湯** 61

桃核承気湯61は大黄＋芒硝に桃仁，桂皮，甘草です．

ひとことMEMO

　大黄は駆瘀血作用があります．桃仁にも駆瘀血作用があり，桃核承気湯61は便秘だけでなく駆瘀血効果も抜群です．瘀血の症状がない人に処方しても問題ありませんので，ひとつ承気湯を常備するなら桃核承気湯61と思っています．また大黄で腹痛がくるときは柴胡剤や大建中湯100を処方します．腹部の単純Ｘ線で便の位置と量を調べると情報が増えます．

腹部膨満感

ガスが溜まる

過敏性腸症候群
もどき

のどの違和感もある
（呑気症）

華奢なタイプに

ひとこと MEMO

　消泡薬のガスコンは頓服や定時で使用しています．漢方が無効な時は難吸収性抗菌薬であるカナマイシンの内服で腸内細菌叢をチェンジすることも行います．担がん状態や抗がん剤で治療中の腹満はより不快なものにて可能な限り本人が楽になるように対処しています．

大建中湯 ⑩

イレウスの防止に頻用されています．オナラが臭い時にも著効します．

桂枝加芍薬湯 ⑩

過敏性腸症候群には第一選択となる漢方薬です．これに飴を加えると小建中湯㊾になります．

半夏厚朴湯 ⑯

のどの違和感の特効薬です．空気を飲む癖がある人に効きます．

小建中湯 ㊾

建中湯とは消化管を建て直すといった意味合いです．

ひとこと MEMO

腹部単純 X 線写真を撮ると便でお腹が張っているのか，空気で張っているのかがわかります．便であれば，しっかりと大黄含有の漢方薬や西洋薬剤で便秘を治すことが必要です．また，腹水などでお腹が張る時は，上記はあまり効きません．当然ながら腹水の対策が必要です．消化管に閉塞性病変があれば外科手術の適応になります．

腹痛

急激な腹痛

原因不明・
慢性的な腹痛

ひとこと MEMO

　急激な腹痛には，ブスコパン，コリオパン，セスデンなどが
使用されますが，抗コリン薬にて，尿閉，緑内障，不整脈の
副作用があり使いにくいのです．そんな時は試しに芍薬甘草
湯❻❽を使ってみればいいのです．芍薬甘草湯❻❽は甘いので漢
方が苦手と思っている人も美味しく飲んでくれます．筋肉が
攣縮するような痛みには芍薬甘草湯❻❽が有効です．

芍薬甘草湯 ❽
しゃくやくかんぞうとう

こむら返りの特効薬ですが，基本的に筋肉のけいれん様症状を治します．胃痛，胆石発作，ぎっくり腰，尿管結石，生理痛，しゃっくり，夜泣きなどにも効きます．

柴胡桂枝湯 ❿
さいこけいしとう

慢性の訴えには有効なことが多い漢方薬です．小柴胡湯❾と桂枝湯㊺を合わせたもので，4週間で幾分改善し，そして長期的に処方すると相当良くなるといったタイムコースが通例です．

ひとこと MEMO

慢性の痛みにはセレコックスなども使用しています．セレコックスには大腸がんの予防作用もありそうで，また海外では肉腫にも使用されています．漢方では柴胡桂枝湯❿が原因不明の腹痛には重宝されます．4週間で完治することはありませんが，気長に使用して，原因不明の痛みから解放されます．

腹水

ファーストチョイス

経過の長いとき

肝臓が悪く，腹水が溜まる

身体が弱って溜まる腹水に

ひとこと MEMO

　腹水を取り出して，そして濾過して蛋白質を体に戻すことは保険が認められています．CART（腹水濾過濃縮再静注法）と呼ばれます．ラシックス，ダイアート，アルダクトンが有効なこともあります．また五苓散⓱は時に腹水の軽減効果があります．低蛋白血症のことが多く，可能であれば栄養をしっかりつけることが腹水の減少にも有効です．

五苓散 ❼

腹水は水のアンバランスと理解し，五苓散❼がまず選択肢に上がります．

柴苓湯 ⓬

経過が長いときは小柴胡湯❾を加えるのが常道です．
五苓散❼＋小柴胡湯❾＝柴苓湯⓬です．

茵蔯五苓散 ⓱

五苓散❼＋茵蔯蒿です．茵蔯蒿は黄疸の聖薬と言われています．

真武湯 ㉚ ＋人参湯 ㉜ （≒茯苓四逆湯）

人参湯㉜の甘草が気になるときは，真武湯㉚のみで．

ひとこと MEMO

五苓散❼に，こじれた場合の常套手段である小柴胡湯❾を加えれば，柴苓湯⓬になります．また，肝臓疾患の生薬である茵蔯蒿を五苓散❼に加えたものが茵蔯五苓散⓱です．試してみる価値はあります．また体が弱り切っていれば漢方では茯苓四逆湯を用います．エキスでは真武湯㉚と人参湯㉜を合わせて代用しています．

黄疸

ファーストチョイス

茵蔯蒿湯 ⑬ で下痢

ひとこと MEMO

　茵蔯蒿湯⑬は，茵蔯蒿，大黄，山梔子の３種類の生薬からなる漢方薬です．一方で茵蔯五苓散⑰は五苓散⑰（桂皮，蒼朮，茯苓，沢瀉，猪苓）に茵蔯蒿を加えたものです．よって大切な生薬，つまり共通する生薬は茵蔯蒿ひとつです．

茵蔯蒿湯 ❶㉟

茵蔯蒿湯❶㉟は黄疸の聖薬と言われていますが，大黄を含んでいます．

茵蔯五苓散 ⓷

茵蔯五苓散⓷は茵蔯蒿＋五苓散⓷にて，大黄は含まれません．

ひとこと MEMO

茵蔯蒿湯❶㉟と茵蔯五苓散⓷では，まず黄疸には茵蔯蒿湯❶㉟を使用します．大黄の駆瘀血作用が減黄効果を増すと思われているからです．しかし，茵蔯蒿湯❶㉟では下痢が頻回となり，苦しむ時は茵蔯五苓散⓷に変更です．少々下痢ぎみの方が基本的に漢方は有効性が増します．

慢性的な黄疸

ファーストチョイス

茵蔯蒿湯 ⑬ で下痢

ひとこと MEMO

こじれた状態には柴胡剤を使用します．柴胡剤の王様は小柴胡湯❾ですから，小柴胡湯❾＋茵蔯蒿湯⑬でいいのですが，小柴胡湯❾には間質性肺炎の警告文が有り，なんとなく使いにくい場合は，柴胡剤で参耆剤の補中益気湯㊶と茵蔯蒿湯⑬を選択します．

補中益気湯 ㊶ ＋茵蔯蒿湯 ⑬⑤

補中益気湯㊶は参耆剤で柴胡剤です．

補中益気湯 ㊶ ＋茵蔯五苓散 ⑰

小柴胡湯❾でもいいのですが，弱っている時は補中益気湯㊶です．小柴胡湯❾は肝がんには禁忌になっているので注意が必要です．

ひとこと MEMO

補中益気湯㊶と茵蔯蒿湯⑬⑤で下痢をすれば，大黄を含まない茵蔯五苓散⑰と補中益気湯㊶に変更します．小柴胡湯❾の禁忌事項は，インターフェロン使用中，肝硬変・肝がん，そして肝機能障害で血小板が10万以下です．肝臓がんには小柴胡湯❾は禁忌ですが，柴苓湯⑭や柴朴湯⑯は禁忌ではありません．

食欲不振

ファーストチョイス

気力がなく，
食後眠くなる

ひとこと MEMO

　食欲がない，食べてもすぐに満腹になるなど，食欲不振も
いろいろです．まず食べられる物を食べることが大切です．
味や匂いで受け付けない物もあります．抗がん剤で食の嗜好
も変わることがあります．ともかく栄養を取りましょう．な
んでも食べられるようになったら炭水化物を控えめにして，
良質の蛋白質の摂取を心がけるのです．

副作用対策

六君子湯 ㊸

六君子湯㊸が食が細い時のファーストチョイスです．
六君子湯㊸が胃に障る時は四君子湯㊆で．

補中益気湯 ㊶

補中益気湯㊶は気力がなく食後眠くなる時などに使用します．

ひとこと MEMO

　短期間の食欲不振はむしろ問題ありません．「少々の飢餓状態の方ががんを成敗できるのだ」と言い放つ先生もいます．「だからこそ，昔の抗がん剤は食欲不振になるから，プラセボ群に比べて効果があったのだ」と続きます．確かに，そんな論理展開も理にかなっています．また，六君子湯㊸だけで担がん状態ながら長生きしたケースもあります．

咳

ファーストチョイス

セカンドチョイス

ひとこと MEMO

　メジコンは延髄にある咳中枢に直接作用し，咳反射を抑制することで鎮咳作用を示します．リン酸コデインも同じく中枢性鎮咳薬ですが，こちらは麻薬です．麻杏甘石湯❺❺は麻黄，杏仁，甘草，石膏の4つからなり，咳止めの効果はリン酸コデインに比べれば強くありませんが，西洋剤と併用したり，漢方薬だけでも不思議に咳が止まることがあります．

副作用対策

麻杏甘石湯 ㊺

麻杏甘石湯㊺は麻黄と杏仁の作用で咳を鎮めます．

麻杏甘石湯 ㊺
＋柴胡桂枝湯 ❿

経過が長い時は，柴胡剤を追加します．通常は麻杏甘石湯㊺＋小柴胡湯❾ですが，小柴胡湯❾は肝がんには禁忌になっているので誤投薬防止のために柴胡桂枝湯❿にしてあります．

ひとこと MEMO

こじれた状態，つまり漢方でいう少陽病期には，柴胡剤を併用します．柴胡剤は大柴胡湯❽，柴胡加竜骨牡蛎湯⓬，四逆散㉟，小柴胡湯❾，柴胡桂枝湯❿，柴胡桂枝乾姜湯⓫のどれでもいいのですが，がん患者さんの場合は柴胡桂枝湯❿を併用すれば問題ありません．この麻杏甘石湯㊺＋柴胡桂枝湯❿は西洋剤では止まらない長引く咳に効果があります．

空咳

ファーストチョイス

セカンドチョイス

ひとこと MEMO

麦門冬湯㉙は滋潤剤です．潤いがつきます．上気道の分泌液が増えます．つまり痰が出やすくなります．人によっては痰が出すぎます．声帯も潤うので声が出やすくなります．腸も潤うので便通が良くなります．不思議な薬です．効果は1時間から2時間続きます．著効すると感じた時には頻回に使用することも問題ありません．

麦門冬湯 ㉙
麦門冬湯㉙は麻黄剤ではないので頻回に使用しても問題ありません．

麦門冬湯 ㉙ ＋ 柴胡桂枝湯 ⑩
経過が長い時は柴胡剤を加えます．通常は麦門冬湯㉙＋小柴胡湯❾ですが，小柴胡湯❾は肝がんには禁忌になっているので誤投薬防止のために柴胡桂枝湯⑩にしてあります．

ひとこと MEMO

補中益気湯㊶も柴胡剤です．ですから補中益気湯㊶＋麦門冬湯㉙もよい組合せなのです．参耆剤で柴胡剤はもうひとつ加味帰脾湯⓭⓷です．加味帰脾湯⓭⓷＋麦門冬湯㉙も空咳で困っているがんの患者さんには喜ばれます．漢方薬は西洋薬のような劇的な効果を期待するよりも，しばらく使っていると良さが体感できるというイメージで使用しましょう．

脱毛

ストレスによる
円形脱毛症

抗がん剤による
広汎な脱毛

ひとこと MEMO

　抗がん剤による脱毛を完全に防ぐことは不可能と思って，むしろ脱毛が予想されるときは髪の毛を短く切って，そしてカツラの準備をすることを勧めています．抗がん剤が効くからこそ，毛根の障害が起こると説明し，また必ず毛根細胞は再生して，抗がん剤終了後はもとにもどると説明をすれば，納得してもらえます．

副作用対策

柴胡加竜骨牡蛎湯 ⑫

そこそこの効果を期待できます．
ストレスによる円形脱毛症には効きます．しかし，抗がん剤による広汎な脱毛には著効しません．

十全大補湯 ㊽

毛根細胞のより早期の回復を期待します．
皮膚のカサカサ感には著効します．脱毛部位がカサカサである場合にはぜひ使用しましょう．

ひとこと MEMO

　西洋薬は両刃の剣で脱毛をきたすほどの強力な作用があります．一方，漢方薬で脱毛を生じるものはありません．そんな強力ではないところに漢方の魅力があります．十全大補湯㊽は皮膚に潤いをつける四物湯㉛を含んだ参耆剤です．西洋薬剤の副作用軽減に役立ちます．

皮膚症状 発疹・紅斑

ファーストチョイス

皮膚がカサカサ している時

ジュクジュクした 皮膚病変に

ひとこと MEMO

皮膚症状のファーストチョイスは十味敗毒湯❻です．まず これを処方して，その反応をみてから，次の処方を考えても いいのです．十味敗毒湯❻は柴胡剤ですので，こじれた状 態，つまりある程度経過の長い皮膚症状に有効です．典型的 な皮膚所見は，毛嚢が隆起して，黄色い膿をもっているもの とされていますが，いろいろな皮膚疾患に有効です．

十味敗毒湯 ❻

皮膚症状で迷えば，ともかく十味敗毒湯❻です．柴胡剤です．

温清飲 (57)

温清飲(57)は四物湯(71)＋黄連解毒湯⓯です．皮膚に潤いをつける四物湯(71)があります．カサカサしている皮膚が処方選択のヒントになります．

消風散 ㉒

消風散㉒は石膏を含みます．ですから冷やすイメージの漢方薬です．熱をもってジュクジュクしているような皮膚病変が処方選択のヒントです．

ひとこと MEMO

抗がん剤による皮膚病変，とくに分子標的薬による皮膚病変は，それが生じた方が，奏功率がいいとも言われています．患者さんは皮膚病変が進行してガッカリしていますので，「むしろそんな人の方がより抗がん剤が効くのですよ」と励ますと相当元気になることがあります．決して嘘ではないので，いろいろと希望が持てるようなお話をしています．

皮膚症状 乾燥

乾燥肌には

十全大補湯 ㊽ ＋紫雲膏 ⑤⓪①

四物湯㋑でも皮膚のカサカサは治りますが，四物湯㋑は常備していない施設が多いので，汎用性のある十全大補湯㊽で OK です．

ひとこと MEMO

　十全大補湯㊽は四物湯㋑＋四君子湯㋕＋黄耆・桂皮です．四物湯㋑が含まれているのでカサカサした皮膚症状に有効です．そして紫雲膏⑤⓪①を処方します．もちろん保湿剤としてヒルドイドやそのジェネリックであるビーソフテンを使用します．塗ってみて治るもの，不快ではないものを選びます．

診療コラム④　些細な薬効

　「漢方薬に副作用はないのですか？」とがんの患者さんから聞かれることがあります。「もちろん，漢方薬だって薬剤ですから，副作用はありますよ」と答えます。また，「私は乳がんでホルモン剤の治療をしていますが，漢方薬で抗がん剤の作用を弱めるような働きはありませんか？」と聞かれることもあります。そんな時には，「加味逍遙散❷があなたの飲んでいるタモキシフェンによる更年期症状を楽にしていると思っています。しかし，加味逍遙散❷に女性ホルモンに影響を与えるほどの働きは全くありません。そんな些細な薬効だからこそ加味逍遙散❷は魅力的なのです」と答えています。一方で，「あなたの飲んでいるタモキシフェン，つまりノルバデックスですが，これに発がん作用があるということを知っていますか？　または主治医から聞いたことがありますか？」と尋ねると目を丸くして驚く患者さんが少なくありません。診療デスクの上にある僕のラップトップ PC で「発がん物質」と検索すると，「IRAC の発がんリスクの表」がすぐに検索できます。IRAC は WHO の外部機関です。そのグループ 1，つまりヒトに発がん性を認めるものの中に，アスベストやヒ素もありますが，タモキシフェンも含まれています。そして優しく言葉を添えるのです。「抗がん剤は両刃の剣です。当然に発がん作用もあるのですよ。がんの抑制作用があるからこそ長期に使用されているのです。でも心配なら主治医の先生と相談しなさい」そして漢方の些細な力が妙に大切な魅力に思えてしまうのです。

皮膚症状 色素沈着

色素沈着には

十味敗毒湯 ❻
(じゅうみはいどくとう)

抗がん剤の中止後の自然経過か，漢方が効いたかは実は不明です．

ひとこと MEMO

ティーエスワン（TS-1）による色素沈着がよく見られます．投与後2〜3週間で生じますが，投与を止めると自然と薄くなると言われています．しかし，その後も長期にわたって残る人もいます．そんなときに，気休め程度に漢方を処方しています．あまり期待しないで処方するとびっくりする程有効なこともあります．

診療コラム⑤　がんビジネスと漢方

　がんの治療にかかわっていると,「藁にもすがる思い」で治療を求める人がいます. ネット情報に翻弄され, そして高額な医療を受けている人もいます. 何百万という大金をすでに使っている人も少なくありません. がん治療はある意味, ビジネスチャンスです. 医師免許を持っていれば, そして自費診療であれば, よほどの反社会的なことをしない限り罰せられません. それだけの金額を投資してどこまで御利益があるかは不明です. しかし, ビジネスは顧客がいれば成り立つのです.

　一方で僕が勧めているモダン・カンポウ的がん治療は, すべて保険適用です. 極めて安価です. そして副作用もまれです. そんな治療は, 懐疑心を抱いたり, 門前払いをするよりも, まず試してみればよいのです. そして自分の体験として, 漢方の有効性を感じ取れれば十分です.

　高価なもの, そして失うものが多い治療にはエビデンスやサイエンスが必要です. そうでなければ詐欺になります. しかし, 安価で失うものがない治療になぜサイエンスやエビデンスを求めるのでしょうか. もちろんサイエンスやエビデンスがあるに越したことはありません. それらがあれば他人を説得できますから. しかし, 自分が納得するには, 目の前の患者さんが喜んでくれれば, そしてより良い人生を歩んだと思えれば, それでいいではないですか. そんな御利益が, 保険適用漢方エキス剤で得られれば, 十分なのです. 御利益があったかどうか患者さんが教えてくれます. まずは使ってみましょう.

皮膚症状 手足症候群

ファーストチョイス

セカンドチョイス

ひとこと MEMO

　紫雲膏501は，紫根，当帰，胡麻油，白蠟，豚脂からなり，唯一保険で使用できる漢方の塗り薬です．しかし，保険病名は「痔核」と「火傷」にて，上手に保険病名を記載してください．ステロイド剤との併用も有効です．左右対称に起こりますので，片方にはステロイド，反対側には紫雲膏501として効く方を長期に使用すればいいのです．

98
88002-199 JCOPY

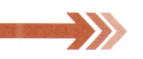

紫雲膏 501

紫雲膏501を塗って，手袋と靴下で保護します．紫雲膏501はベトベトして紫色がシーツなどに付くことが欠点です．絹の手袋や靴下を夜間着用してもらっています．

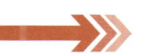

十味敗毒湯 6

手足症候群は原因不明です．そんな皮膚疾患にはともかく十味敗毒湯6です．

or 十全大補湯 48

カサカサした皮膚には参耆剤の十全大補湯48です．

or 温清飲 57

カサカサしてほてりもある時は黄連解毒湯15を含む温清飲57です．

or 三物黄芩湯 121

掌蹠膿疱症様で手足がほてる時は，三物黄芩湯121です．

ひとこと MEMO

　手足症候群の原因は不明です．抗がん剤によって手や足の皮膚細胞が障害されておこる副作用です．しびれや痛みの感覚異常から皮膚の発赤・紅斑，むくみ，色素沈着，角化，水ぶくれなどが生じます．5-FU（フルオロウラシル），ティーエスワン（TS-1）やタキサン系薬剤などで生じやすく，原因不明の症状に漢方薬が役に立つことがあります．

皮膚症状 毛嚢炎・吹き出物

毛嚢炎の内服薬

ニキビ様

ひとこと MEMO

アバスチン（ベバシズマブ）で痤瘡様の皮疹がでます．抗がん剤により多発性の毛嚢炎を生じることがあります．ニキビにも有効なダラシンTゲルやアクアチムクリームを外用薬で使用します．隆起して毛嚢が黄色くなっていれば十味敗毒湯❻ですが，ニキビのように赤くなっていれば清上防風湯❺❽も有効です．

十味敗毒湯 ⑥

十味敗毒湯⑥は柴胡剤です．つまり長引いている状態に使用します．典型的な使用目標は，毛嚢が黄色く腫れて，盛り上がっているような丘疹ですが，広く皮膚病変に有効です．

清上防風湯 ㊺

ニキビの特効薬と言われます．

ひとこと MEMO

赤いニキビには清上防風湯㊺，青いニキビには桂枝茯苓丸㉕または桂枝茯苓丸加薏苡仁⑫㊌，そして白いニキビには当帰芍薬散㉓と言われます．抗がん剤によるニキビ様病変はやはり赤いタイプが多いので，断然，清上防風湯㊺の出番が多いです．

皮膚症状　感染・粉瘤

感染性粉瘤を
なんとかしたい

炎症がある程度
落ちついている

ひとこと MEMO

　抗がん剤の使用で粉瘤が悪化することがあります．抗がん剤治療中に感染病巣があることは極めて好ましからざることです．そんな時に排膿散及湯⑫を使用すると排膿がスムーズになり，喜ばれることがあります．排膿する時期を過ぎて，炎症が治まるのを待っているような時は十味敗毒湯❻を投与します．柴胡剤ですので，軽い抗炎症作用があります．

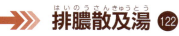
排膿散及湯 122
はいのうさんきゅうとう
切開排膿を嫌がる患者さんに処方します．

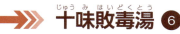
十味敗毒湯 6
じゅうみはいどくとう
急性期を過ぎて落ちついたら処方します．

副作用対策

ひとことMEMO

　排膿散及湯122は排膿散と排膿湯を合わせたもので，最近では子どもの肛門周囲膿瘍に使用され，手術を回避できたという報告が増えました．急性期に排膿を目的に使用します．一方で十味敗毒湯6は柴胡剤にてこじれた，または長引いた状態，つまり漢方では少陽病期に使用します．柴胡は抗炎症作用や鎮静作用がある生薬です．

皮膚症状 白髪・白斑

白髪・白斑には

十全大補湯 ㊽ ＋ 麻黄附子細辛湯 ⑰

白髪や白斑を血虚の症状と考えて十全大補湯㊽を処方します．
煎じ薬では十全大補湯㊽に麻黄と附子を加えます．

ひとことMEMO

　西洋医学的にも対処法がないので，致し方なく十全大補湯㊽を処方することが多いです．白髪も白斑も完全に治ることはなく，その程度が軽くなります．毛染め薬に対するアレルギーは結構多いので要注意です．何も出さないよりも，「これで効果がある人が少なからずいますよ」と励ますだけでも使用する意味はあります．

診療コラム⑥ 「先生だったらどうしますか？」

「この抗がん剤をやらないと〇〇ヵ月以内に死ぬ」と言われました．「そして抗がん剤の投与を強く勧められていますが，どうしていいか教えて下さい」といった相談をしばしば受けます．そんな時には「先生だったら，先生の家族だったらどうしますか？」と聞き返しなさいと伝えています．病院の方針，医局のプロトコール，上司の命令などで，致し方なく実は不本意な治療法を勧める施設もあります．また，あまり深く考えずにガイドラインにあるからと治療法を選択する場合もあるでしょう．そんな時に，上記の質問は威力を発揮します．また，「どれほどの御利益があるかを，しっかりと尋ねてきなさい」と言うと，実は大した御利益でないことも多いですね．エビデンスがあるとされる生存曲線の実薬とコントロールの差は実は大したものではありません．膀胱炎が抗生物質で治るのと同じイメージの効果を抗がん剤に期待している医療者も実は少なくありません．大した差でもないのに，そこまで強く勧めるのかと思うこともあります．でもそんな人体実験を通して医療は進歩しているわけです．「治療しないと死ぬ」と脅かされても，結局は抗がん剤治療を断って元気な人が何人も僕の外来にいます．しかし断るほどの決断力を持てる人は実は多くはありません．ましてや自分の孫ほどの歳の若造から脅かされても心からは信頼も納得もできないでしょう．そんな時には，人生経験が豊富で相談しやすい医師の存在が必要と思います．

皮膚症状 爪の異常

ファーストチョイス

セカンドチョイス

ひとこと MEMO

　抗がん剤治療のあと，爪が生えないとか，爪が黒くなるということが起こります．爪は他人から見えるので実は結構気になるものです．まず，亜鉛の欠乏がないかを確認します．血清の亜鉛は簡単に測定可能です．亜鉛の欠乏があれば亜鉛含有の胃薬であるプロマックDを処方します．そして四物湯❼❶を基本処方として対処しています．

十全大補湯 ㊽

いわゆる免疫力を補って,そしてカサカサの皮膚にいい漢方薬はやはり十全大補湯㊽です.

四物湯 ㋪

がんはすでになく,その後の爪の症状だけが気になれば四物湯㋪もいいでしょう.

ひとこと MEMO

　十全大補湯㊽は四物湯㋪+四君子湯㋕+桂皮と黄耆です. 四物湯㋪は皮膚に潤いをつけます. 漢方は生薬数が少ない方が切れ味がいいので, 皮膚病変のみが気になれば, 十全大補湯㊽ではなく四物湯㋪を敢えて使用するという方法も理にかなっています. また, 爪の病変では常に白癬菌の可能性は考慮しましょう. その時は爪用の白癬菌の塗り薬を使用します.

皮膚症状 帯状疱疹

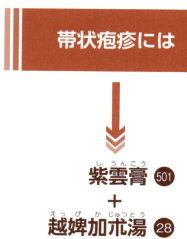

紫雲膏は保険が唯一認められている漢方の塗り薬です．

ひとこと MEMO

　担がん状態，または抗がん剤での治療中は免疫能が低下しているので，帯状疱疹を生じやすいのです．もちろん治療は抗ウイルス剤であるゾビラックスやバルトレックス，ファムビルなどを使用します．帯状疱疹の部位には西洋剤の軟膏でもいいのですが，紫雲膏501を使用すると経過がいいように思えます．

診療コラム⑦　ルルドの水

　アレックス・カレルは 1912 年にアメリカではじめノーベル生理学・医学賞を受賞しました．血管吻合法の開発による受賞です．その彼が，「ルルドの奇蹟」を目撃し，そして「人間 この未知なるもの」という本に書いています．ルルドはフランスとスペインの国境であるピレネー山脈の麓にあるフランスの町です．ルルドの泉の水を飲むと不治の病が治ると言われているのです．1858 年に聖母マリアが現れ，その後ルルドの水を求めて多くの病人が集まります．カトリック教会の医療局による厳格な基準のもと，説明不可能な治癒が 2,500 件，奇蹟が 68 件位とされています．奇蹟の水を，僕の患者さんのスペイン人の方が，ときどき持って来てくれます．そして，それをがん患者さんで希望する人が飲んでいます．そんな中に担がん状態ながら数年以上元気な人がいます．もちろん漢方も飲んでいます．西洋医学的な集学的治療もしっかりと行われています．西洋医は自分たちの治療が上手くいっていると思っていることでしょう．スペイン人の彼は，お役に立っているのなら嬉しい限りと言っています．そして僕も漢方が効いていればなによりと思っています．本当に何がその患者さんの余命延長に重要なのかはわかりません．みんなそれぞれが「自分の治療のお陰だ」と思うことは簡単です．しかし，僕たちはサイエンスを基本とする西洋医です．すべて疑ってかかりましょう．そんな中から真実が見えてきます．盲信は禁忌です．しかし，希望は宝です．副作用がほとんどなく，そして費用が大してかからないものであれば，いろいろと試して，そしてその集積から導き出される事実が大切と思っています．

副作用対策

皮膚症状 帯状疱疹後疼痛

ファーストチョイス

セカンドチョイス

ひとこと MEMO

　生薬で強い痛み止めの効果を有するものは麻黄と附子です．麻黄附子細辛湯⑫はその２つを含有しています．麻黄剤である麻黄湯㉗，葛根湯❶，越婢加朮湯㉘などにも鎮痛効果は期待できます．また附子剤である桂枝加朮附湯⓲や真武湯㉚にも鎮痛効果は期待できますが附子の増量が必要です．

麻黄附子細辛湯

麻黄，附子，細辛とも鎮痛効果のある生薬です．

麻黄附子細辛湯 ＋附子

附子を増量すると麻黄附子細辛湯127の効果は増強します．

or 附子単剤で投与

附子単独でも大量投与で抜群の効果があります．

ひとこと MEMO

　附子単剤でも相当量を投与すると抜群の鎮痛効果を発揮します．しかし，漸増する訳ではないので相当の経験を要します．そんなこともできるのだという範囲の知識で十分です．決して経験を積まないうちにやらないで下さい．ちなみに1日量9g以上を用います．そして保険請求上附子の単独使用は認められないので，少量の麻黄附子細辛湯127を加えます．

皮膚症状 放射線皮膚炎

ファーストチョイス

セカンドチョイス

ひとこと MEMO

　皮膚病変なので十味敗毒湯❻もオプションになりますが，放射線による皮膚障害による皮膚炎には参耆剤が好んで使用されます．放射線照射によって全身に影響も及んでいるでしょうから，参耆剤が好まれる理由も納得できます．照射部ではない皮膚がカサカサしていれば四物湯❼を含む十全大補湯❽がファーストチョイスになります．

112　　　　　　　　　　　　　　　　88002-199 JCOPY

副作用対策

紫雲膏⑤⁰¹ ＋ 補中益気湯 ㊶

帯状疱疹と同じで紫雲膏⑤⁰¹は著効します．

紫雲膏⑤⁰¹ ＋ 十全大補湯 ㊽

参耆剤がやはり選択肢となります．

ひとこと MEMO

　紫雲膏⑤⁰¹は保険適用で唯一の漢方の塗り薬です．紫雲膏⑤⁰¹にはステロイドなどは含まれていないので，どこにも気軽に使用可能です．豚脂を含むのでベタベタします．また紫根のために紫色です．下着やシーツに紫色がつくことをあらかじめ説明します（洗濯すれば落ちます）．また，保険病名は痔核と熱傷にて注意が必要です．

めまい・ふらつき

ファーストチョイス

セカンドチョイス

ひとこと MEMO

　抗がん剤治療中にめまいを経験することはよくあります．
意識をなくして転倒することはまずありません．そんな浮遊
感やフラフラ感には苓桂朮甘湯㊵は著効します．セロクラー
ル，メリスロン，セファドールなども適宜使用しています．
西洋医は漢方だけに固執する必要はありません．患者さんの
症状が楽になれば，理屈はなくても勝ちです．

>>> **苓桂朮甘湯 ㊴**

めまいの第一選択は苓桂朮甘湯㊴です．

>>> **半夏白朮天麻湯 ㊲**

半夏白朮天麻湯㊲は参耆剤でめまいに有効です．

　　　or　　**真武湯 ㉚**

真武湯㉚は附子剤でめまいに有効です．

　　　or　　**釣藤散 ㊼**

高齢者のめまいに有効です．

ひとこと MEMO

　半夏白朮天麻湯㊲は参耆剤のめまいバージョンと覚えます．担がん状態で参耆剤を継続したい場合は，補中益気湯㊶や十全大補湯㊽，人参養栄湯⑩⑧に替えて，半夏白朮天麻湯㊲を使用してもOKです．真武湯㉚は附子剤です．附子の増量で体が温まりめまいが治れば，がん治療に影響しません．釣藤散㊼は高齢者のめまいに効くことがあります．

うつ・うつ症状

ファーストチョイス

虚弱なタイプに

ひとこと MEMO

　向精神薬の使用を否定はしません．しかし，漢方で楽になればそれにこしたことはありません．心に作用する西洋薬剤は後々のために取っておきたいのです．漢方は悩めば処方すれば良いのです．西洋薬は悩めば処方しないものと思っています．西洋薬は両刃の剣にて相当の副作用の覚悟も必要です．

加味帰脾湯 (137)

うつ症状にはファーストチョイスです．参耆剤のうつバージョンです．

帰脾湯 (65)

加味帰脾湯(137)から柴胡と山梔子を除いたものです．
加味帰脾湯(137)よりも虚弱向けの参耆剤です．

ひとことMEMO

抗がん剤を含めて西洋剤は有益性が勝るときにのみ使用すべきと思っています．うつ状態でも軽々しく，SSRIや抗不安薬を使用するのではなく，加味帰脾湯(137)で様子をみることも大切な選択肢と思っています．加味帰脾湯(137)は参耆剤で気力体力を増す力がありますが柴胡を含んでおり，加味帰脾湯(137)が胃にもたれる人には帰脾湯(65)が好まれます．

不眠

ファーストチョイス

セカンドチョイス

疲れているのに
眠れない

ひとこと MEMO

　上記の漢方薬を使用しています．メラトニン誘導体のロゼレムも頻用しています．ベンゾジアゼピン系薬剤は基本的に使用したくないのです．依存症になるからです．しかし，がん患者さんではそのハードルは低いのです．少々依存性になっても眠れることは大切な要素です．ベンゾジアゼピン系薬剤も健康な人よりは気楽に処方しています．

桂枝茯苓丸 ㉕

熟睡感が不思議に増します．寝る前に 1 包の内服を勧めます．

加味帰脾湯 ㊻

参耆剤の不眠・うつうつ気分バージョンです．寝る前に飲んでも，3 食毎に飲んでも熟眠感が増します．

酸棗仁湯 ⑩

疲れて眠れない時にも，疲れて寝過ぎる時にも効く漢方薬です．

ひとこと MEMO

桂枝茯苓丸㉕はぜひ試してください．もちろん西洋剤と併用でも大丈夫です．桂皮が気持ちの昂ぶりを抑える作用があるので，そんな作用も桂枝茯苓丸㉕のひとつの熟眠効果に働いていると思います．しかし，桂枝湯㊺や苓桂朮甘湯㊴も桂皮を含んでいますが桂枝茯苓丸㉕がより有効です．

筋肉痛

急性期の筋肉痛

急性期を過ぎたら

ひとこと MEMO

　タキソール（パクリタキセル）で出現することが多い筋肉痛です．他の抗がん剤でも筋肉痛を訴えることがあります．そんな時に，急激なものはこむら返りの延長と判断して芍薬甘草湯❻を処方します．ある程度時間が経っているものは，麻黄剤や附子剤で対応しますが，筋肉痛には薏苡仁湯❺を好んで使用しています．

芍薬甘草湯 ❻❽
こむら返りの特効薬として有名ですが，筋肉のけいれん様の症状に効きます．ぎっくり腰にも著効します．生理痛にも効きます．急性期の筋肉痛にはまず試すべき薬です．

薏苡仁湯 ❺❷
麻黄剤である薏苡仁湯❺❷を処方します．

ひとことMEMO

芍薬甘草湯❻❽は芍薬と甘草からなる漢方薬です．構成生薬が2種類にて，長期投与で耐性を生じることがあります．基本的に頓服，または数日間の処方にしましょう．芍薬甘草湯❻❽は甘草が1日量で6gと最も多く含まれています．長期投与では偽アルドステロン症を生じることがあるので注意が必要です．

関節痛

経過の短いとき

リウマチ病変などに

ひとこと MEMO

タキソール（パクリタキセル）などで関節痛が生じることがあります．アセトアミノフェンや NSAIDs が無効な時，または併用で漢方薬は重宝します．漢方薬は西洋剤と併用で問題ないので，西洋剤単独では効果が見込めない時などに，期待しすぎすに処方してみるといいと思います．そんなオプションを重ねると漢方の魅力が見えてきます．

桂枝加朮附湯 ❶⑧

附子の作用で痛みを取ります．附子を増量した方がより効果的です．

大防風湯 ❾⑦

参耆剤でリウマチ病変などに対応するものが大防風湯❾⑦です．

ひとこと MEMO

漢方の痛み止め生薬は麻黄と附子が二大巨頭です．麻黄と附子をともに含んだ麻黄附子細辛湯⓿にも相当の痛み止めの効果があります．大防風湯❾⑦は気長に体力気力を整えて，そして附子や乾姜の力で温めながら治すイメージです．

尿意頻回

ファーストチョイス

上記が飲めない時

若い患者さんには

ひとこと MEMO

　前立腺肥大症治療薬のハルナールや過活動膀胱治療薬のベシケアも併用可能です．漢方薬だけに頼る必要はありません．しかし，西洋剤は口渇などで嫌う人が少なくないのです．漢方で頻尿に対処できれば喜ばれます．夜間頻尿はまず寝る前の水分を制限することは必要です．もちろん夜中にトイレに起きるのが苦にならなければ就寝直前まで飲水可です．

八味地黄丸 ❼
or 牛車腎気丸 ❿⓻

基本処方は腎虚に用いる八味地黄丸❼ or 牛車腎気丸❿⓻です．

清心蓮子飲 ⓫⓫

地黄が胃に障る時は参耆剤の清心蓮子飲⓫⓫です．

竜胆瀉肝湯 ⓻⓺

腎虚にしては若すぎる時は竜胆瀉肝湯⓻⓺です．

ひとこと MEMO

　50歳を越えれば夜間排尿に起きることはある意味当然です．年齢による尿意頻回と抗がん剤による尿意頻回を混同すると，そしてそれを治療しようと思うと患者さんも医療サイドも不幸です．まず，ある程度の頻尿は歳と思って受け入れることも大切です．

出血性膀胱炎

出血性膀胱炎には

芎帰膠艾湯 ⑰

芎帰膠艾湯⑰には四物湯㈦が含まれます．下半身からの出血に使用します．

ひとこと MEMO

イホマイド（イフォスファミド）による出血性膀胱炎にはウロミテキサン（メスナ）の静注が行われます．芎帰膠艾湯⑰は下半身からの出血に使用しました．痔出血，子宮からの出血，そして昔は膀胱結核からの出血に使用しました．芎帰膠艾湯⑰の現在での出番は子宮からの出血の軽減です．確かに有効だという患者さんは少なからずいます．

診療コラム⑧　脈の不思議

　脈を診ると結構楽しいものです．がん患者さんの元気具合がわかると思っています．処方選択のヒントにはなると思っていますが，処方選択に必須ではないと思っています．漢方的腹部診察は慢性的な症状を現します．つまり簡単には変化しないのです．だから，腹診所見が処方選択に必須と主張する漢方に精通した医師でも，初診時だけ腹診を行い，そしてなにか変化がある時にのみ腹診を行う先生もいます．

　僕はスキンシップの一環と思って腹診をしています．がんの患者さんにはできる限り腹診を行っています．しかし，あまりにも忙しいときには腹診を省略することもあります．それでも，脈はいつも診るのです．脈を診るだけでもスキンシップになります．そして時間はかかりません．腹診の時間も，西洋医学的な腹部診察も含めて数分ですが，その時間も惜しまれるときは省略します．脈はただ橈骨動脈に指を添えればいいのです．医者であれば自然と脈に当たります．そして脈が皮膚に触れてすぐに触知できれば「浮の脈」，皮膚から押し込んで触れれば「沈の脈」，そして脈の太さがわかります．また脈の力強さもわかります．この３点だけに着目するだけでも楽しいのです．そしてなんと，血圧とはどれも相関しません．脈の性状は日々刻々と変わります．脈の力が弱ければ元気がない，そして強ければ元気がある．脈が弱いときに「ちょっと疲れてますか」などと声をかけると，「なんでわかるんですか？」と驚かれます．不思議を経験することも楽しいですよ．

副作用対策

勃起障害

勃起障害には

八味地黄丸 ❼
or
牛車腎気丸 ⓚ

アンチエイジングの基本漢方薬をまず使用します．

ひとこと MEMO

　オンコビン（ビンクリスチン）で自律神経症状が生じます．そのひとつに勃起障害もあります．他の抗がん剤でも生じますが，こちらが上手に聞き出さないと本人からはあまり語りません．八味地黄丸❼が効くことがあります．もちろん，バイアグラ，レビトラ，シアリスなどのED治療薬も当然に候補になります．

診療コラム⑨　精一杯に生きる

　漢方薬が補完治療としてがん治療の役に立つのは，漢方が飲める時までです．あまりにも状態が悪くなりPS4となってからでは，訴えを楽にすることには有益性を見いだせますが，今までの経験からすると，延命に関しての効果はほとんどないと思っています．

　患者さんにも「精一杯に生きて，そして潔く」というメッセージをそんな時期が来たと思ったら伝えています．このままの言葉で伝えることもありますが，他の言い方で伝えることもあります．家族にも同じようなことを伝えています．どこまで頑張るかは本人と家族の思いで変わってくるのです．そして，どこかで「お迎え」を潔く迎えることはとても大切なことです．母を看とってそんなことが言えるようになりました．母はがんではありませんでした．認知症でした．点滴をして，胃瘻を入れれば，まだまだ長生きしたでしょうが，どちらも選択しませんでした．トロミがないと誤嚥していました．1年以上トロミ食だけで過ごしました．最後は三食を一口二口のトロミ食だけでした．でも3ヵ月以上生きました．最期はトロミのついた水を1日1口でした．それでも1ヵ月生きました．どんどんと小さくなり，軽くなり，最後は娘の体重の28kgよりも軽くなりました．点滴やチューブ類は一切なく，褥瘡もありませんでしたので，娘は毎晩一緒に寝ていました．菩薩さんのような顔で旅立ちました．そんな冷たくなった母の傍らで一晩娘と愛犬は寄り添って寝ていました．精一杯に生き抜いた母の綺麗で潔い最期でした．

しびれ

ファーストチョイス

セカンドチョイス

ひとこと MEMO

エルプラット（オキサリプラチン）では70％前後の頻度で手足にしびれが生じます．口や肛門の周りにも生じます．そしてしびれは頑固で難治です．寒冷刺激で増悪します．タキソール（パクリタキセル）やタキソテール（ドセタキセル）では手袋や靴下を付ける範囲に左右対称性に症状がでます．オンコビン（ビンクリスチン）では上肢のしびれで細かい↗

牛車腎気丸 ⑩

牛車腎気丸⑩単独ではほとんど無効です．でもとりあえずこれから開始します．

牛車腎気丸 ⑩ ＋附子

相当量を長期に使用します．
附子は4週毎に1.5 g/日で増量可能です．副作用が出る附子量を知って，それ以下で長期間の内服を勧めます．

or 大柴胡湯 ⑧ ＋桂枝茯苓丸 ㉕

柴胡剤が有効なしびれは，タキサン系の薬剤によるものが多いようです．無効のときは柴胡剤＋駆瘀血剤が効くこともあります．

ひとこと MEMO（つづき）

（つづき）作業ができないこともあります．分子標的薬でも生じます．多発性骨髄腫の治療薬であるベルケイド（ボルテゾミブ）の末梢神経障害は急速に進行します．大腸がんに頻用されるFOLFOXにはオキサリプラチンが含まれていますので，頑固な末梢神経障害が残ることがあります．気長に漢方を処方します．

リンパ浮腫による蜂窩織炎

リンパ浮腫による蜂窩織炎には

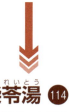

柴苓湯 ⑭
さいれいとう

リンパ浮腫という文言でオートマチックに処方します．

ひとこと MEMO

　リンパ浮腫が治ることはありません．周径が少々は短縮し，そしてパツパツだった皮膚に弾力が戻ります．患者さんがなにより喜ぶのは，蜂窩織炎の頻度の減少です．40度近い発熱と悪寒を伴う蜂窩織炎には抗生物質を常備させて初期対応をしていますが，それでも蜂窩織炎はつらいものです．その頻度が減るので，患者さんが続行を希望します．

診療コラム⑩　僕の想い

　2年前に母を亡くしました．母は認知症でした．若い頃から聡明で凛としていた母を介護していて，どんどんと壊れていく母を看ながら，「死ぬならボケずにがんがいい」と思いました．がんは最期まで自分でいられるのでボケて死ぬよりはいいと心底思ったのです．そしてそんな本も書きました．

　今年同級生が亡くなりました．大学時代，母の食事を一番食べた親友でした．母は自分の食事を彼に回して，自分は残り物を食べていることも多々ありました．彼をいつも大切に想っていました．彼は虫垂がんでした．あっという間に亡くなりました．「がんの患者さんで漢方を併用すると想像以上に長く生きる人がいる」と同窓会の席で話したのは数年前でした．彼は結局僕に相談する前に，がんが急速に進んで亡くなりました．天国の母が，まさか2年違いで彼に天国で逢うとは思っていなかったでしょう．

　お見舞いの時，なんとか話ができました．次に顔を見たのは棺の中でした．無念です．認知症で死ぬのも無念，がんで死ぬのも無念です．もっと，もっと研鑽を積んで一人でも多くの人が，健康で長生きできるように尽力したいと思っています．漢方にもそんな役割が少しはできるのではないかと期待しています．漢方だけでは力不足でしょう．そしてがんの威力は強大です．西洋医学の益々の進歩に期待して，そしていろいろな補完的治療を集結させてがんと闘えば，まだまだ道は開かれると願っています．

不定愁訴

> 乳がんで
> 訴えが多い時

> 自律神経失調症
> ぎみの時

ひとこと MEMO

　加味帰脾湯⓭は参耆剤です．帰脾湯㊺に柴胡と山梔子を加えたものが加味帰脾湯⓭です．違いは，加味帰脾湯⓭がどうも胃にもたれて飲めないといった患者さんでも，帰脾湯㊺は飲むことができます．血液疾患の患者さんで加味帰脾湯⓭が飲めずに帰脾湯㊺を好む人が多いように感じています．

加味帰脾湯 ❼

加味逍遙散❷を参耆剤にしたイメージが加味帰脾湯❼です．

加味逍遙散 ❷

加味逍遙散❷は自律神経失調症，更年期障害などといわれている人の特効薬です．

ひとこと MEMO

　加味逍遙散❷を不定愁訴に処方するコツは，患者さんの訴えに左右されないことです．基本的に「お陰様で」とは言いません．必ず不平不満を言います．その言葉を信じて処方を変えてはダメです．気長に処方を続けるのです．そして，「あなたの症状の半分を漢方でよくしましょう．残りの半分は耐えるか，慣れるか，忘れるかしてください」と言っています．

冷え

医者が触って,
お腹が冷たい時

医者が触って,
手足が冷たい時

ひとこと MEMO

　慢性骨髄性白血病やGISTに有効とされるグリベック(イマニチブ)使用後に強い冷えを訴えることがあります. またタキソール(パクリタキセル)やエルプラット(オキサリプラチン)のしびれには冷えを伴います. 冷えは他覚的なものです. 油の温度も計れるような料理用の温度計の金属棒の部分を握ってもらうと手の比較的深いところの温度を推測で↗

真武湯 ㉚

附子剤です．附子を増量すればもっと効きますが，附子の増量で下痢をすることもあります．胃もたれが生じることもあります．

当帰四逆加呉茱萸生姜湯 ㊳

しもやけの特効薬です．末梢の循環不全を改善するイメージの薬です．おなかは温かいが手足が冷たい時に使用します．

ひとことMEMO（つづき）

（つづき）きます．また金属部分を踏んでもらうと足部の深いところの温度を推測できます．レーザー温度計があれば，皮膚表面の温度を簡単に測定可能です．他覚的に冷たい状態が「冷え」です．がんの患者さんの多くは手足の温度は30度未満です．また抗がん剤のしびれや痛みなどは冷えが改善されると軽減します．

冷え症

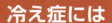
冷え症には

加味逍遙散 ㉔

本人が「冷え症」と訴える時や，ホットフラッシュがある時に処方します．

ひとこと MEMO

「冷え」は他覚的に冷えている状態で，「冷え症」は本人が冷えて日常生活に支障があると訴える状態です．冷え症を訴える人の多くは実はそれほど冷えていないのです．また，冬よりも冷房を嫌います．お天道様には逆らえませんが，冷房はその温度を設定する不愉快な奴への不満です．そんな状態にはやはり加味逍遙散㉔が著効するのです．気長に処方します．

歴史コラム①

　日本人の3人に1人が，生涯で1度はがんに罹患し，そして2人に1人ががんで死亡する時代になった．明治初期には40歳前後だった平均寿命は，今や女性が87歳，男性が80歳少々になった．1889年の死亡統計をみると，肺炎と結核が死亡統計の上位2つでともに，10万人あたり150人以上の死因となっている．一方，悪性腫瘍で死亡した人数は10万人あたり約50人である．少なくとも感染症が原因の死亡ががんの6倍以上であったことがわかる．また一方で漢方が感染症に対しては十分な効果を示さなかったことも事実であろう．葛根湯❶を含めて保険適用漢方エキス剤の半数以上は1800年前の傷寒論にすでに記載がある．そして七物降下湯㊻と葛根湯加川芎辛夷❷以外は江戸時代にはすでに書物に登場している．そんな漢方のラインアップで十分な効果が発揮できるのであれば，明治の平均寿命が現在の約半分である訳がない．公衆衛生の進歩と抗生物質の開発で感染症による死亡数が激減したことが死因統計からも推測される．ペニシリンは1928年にフレミングにより発見され，フローリーとチェインが単離に成功し，その後大量生産が可能になった．彼らは1945年にノーベル賞を受賞している．第2次世界大戦中から広く使用され始め，戦後には日本でも広く使用されるようになった．そして1943年にはアミノグリコシドであるストレプトマイシンがワクスマンにより開発された．結核に著効した最初の抗生物質である．ワクスマンは1952年にノーベル賞を受賞している．

ほてり

ファーストチョイス

セカンドチョイス

サードチョイス

ひとこと MEMO

　三物黄芩湯⑫は地黄，黄芩，苦参の 3 つの生薬からなる漢方薬です．地黄があると手足のほてりに効きます．八味地黄丸❼がなければ，それに牛膝と車前子を加えた牛車腎気丸⑩も有効です．三黄瀉心湯⑬は黄連，黄芩，大黄で地黄はありませんが，熱を冷ます作用があります．ほてりに効く西洋薬はないので，漢方の出番と思っています．

三物黄芩湯 ㉑

三物黄芩湯㉑は手足のほてりの特効薬です．

八味地黄丸 ❼

地黄を含むと手足のほてりに有効です．

三黄瀉心湯 ⑬

黄連解毒湯⑮に大黄を加えたイメージです．

ひとこと MEMO

冷えと対照的に手足のほてりを訴える人もいます．夜眠れないと訴える患者さんもいます．地黄剤である三物黄芩湯㉑や八味地黄丸❼，または瀉心湯である三黄瀉心湯⑬や黄連解毒湯⑮が有効です．

こむら返り

ファーストチョイス

セカンドチョイス

ひとこと MEMO

　漢方薬は生薬の足し算です．ごく一部の例外を除いて2つ以上の生薬からできています．例外は甘草湯，将軍湯（大黄だけ），独参湯（人参だけ）などです．生薬数が少ない漢方薬は速効性があるが耐性ができやすい，生薬数の多い漢方薬は体質改善のように働き耐性はできにくいとザックリ覚えます．芍薬甘草湯❸は2種類の生薬にて基本は頓服で使用します．

142　　　　　　　　　　　　　　　　　88002-199 JCOPY

芍薬甘草湯 ❻❽

こむら返りと言えば芍薬甘草湯❻❽．最近は大分常識になってきました．

八味地黄丸 ❼
頓服で芍薬甘草湯 ❻❽

芍薬甘草湯❻❽は常用すると耐性ができますので八味地黄丸❼に変更します．

ひとこと MEMO

　八味地黄丸❼や牛車腎気丸⓻にもこむら返りの回数を減らす作用があります．芍薬甘草湯❻❽は頓服用に取っておいて，ある程度楽になったら，こちらに変更します．漢方薬の併用は 2 種類までと建前上していますが，基本は生薬数によるのです．あまりにも生薬数が増えると効果が減弱すると考えれば整合性が合います．

しゃっくり

ファーストチョイス

セカンドチョイス

ひとこと MEMO

　ランダ（シスプラチン）などでしゃっくりが生じます．芍薬甘草湯❻❽はこむら返り以外にも「筋肉が攣縮したような症状」に有効です．胃痛，胆石発作，尿管結石，ぎっくり腰，生理痛，激しい下痢などにも有効なことがあります．1服で終了せず，頻回に飲みます．芍薬甘草湯❻❽による偽アルドステロン症は長期間の連用で生じる人がいます．

芍薬甘草湯 ❻❽

しゃっくりにも芍薬甘草湯❻❽です．しゃっくりは急激な筋肉の攣縮ですから．

呉茱萸湯 ㉛

呉茱萸湯㉛は苦いから効きます．お湯に溶かして苦さを増して飲みます．

or 半夏瀉心湯 ⓮

半夏瀉心湯⓮1包で無効なら，まとめて2包飲んでみます．

or 黄連解毒湯 ⓯

まずい漢方薬です．お湯に溶かして少々濃い目で飲みます．

ひとこと MEMO

しゃっくりに効く漢方薬は他に呉茱萸湯㉛や半夏瀉心湯⓮，黄連解毒湯⓯などです．呉茱萸湯㉛と黄連解毒湯⓯はその苦さとまずさで効いているようにも思えます．また，柿の蒂を煎じて飲むとしゃっくりが止まります．柿蒂湯は渋柿でも生の柿でも蒂を10個ぐらいを煮詰めたものです．薬局でネオカキックスという名前で販売されています．

倦怠感

元気をつける参耆剤

貧血のある倦怠感に

肺病変による
倦怠感に

うつ症状を伴う
倦怠感に

ひとこと MEMO

　倦怠感には参耆剤が基本処方になります．西洋薬には参耆剤のように気力・体力を補う薬剤がありません．だからこそ漢方の出番と思っています．牛車腎気丸⑩や八味地黄丸❼，そして附子の増量は効果的です．

146　　　　　　　　　　　　　　　　　　　　　88002-199 JCOPY

補中益気湯 ㊶

参耆剤の横綱で王様です．

十全大補湯 ㊽

参耆剤のもう一人の横綱で，貧血バージョンのイメージです．

人参養栄湯 (108)

参耆剤の大関で，肺病変バージョンのイメージです．

加味帰脾湯 (137)

参耆剤の大関で，うつうつ気分バージョンのイメージです．

ひとこと MEMO

参耆剤は 10 種類あります．参耆剤のような補うイメージの薬は西洋薬にはないので，ぜひ全て覚えましょう．上記以外の参耆剤は，帰脾湯(65)，清心蓮子飲(111)（泌尿器バージョン），半夏白朮天麻湯㊲（めまいバージョン），清暑益気湯(136)（夏バテバージョン），当帰湯(102)（胸痛バージョン），大防風湯(97)（リウマチバージョン）です．

体重が増えない

体重が増えない

六君子湯 ㊸

気長に六君子湯㊸を使用します．六君子湯㊸が胃に障る時は四君子湯㉟で．

ひとこと MEMO

六君子湯㊸は効いた実感が沸きにくい漢方薬です．本当にボツボツと効きます．1ヵ月では効果はほとんど見られません．6ヵ月から1年と使用しているとだんだんと体が強くなってきます．食べられるようになってきます．それから体重がボツボツと増えてくるのです．不思議なくすりと思っています．

歴史コラム②

　がん治療に必要不可欠な外科治療の進歩に触れてみたい．外科治療の進歩には，まず全身麻酔が必須の手段であった．1804年に華岡青洲が世界で初めて全身麻酔を用いて乳がんの摘出術を成功させたとする意見もあるが，残念ながらその技は世界には，ましてや日本全体にも広まらなかった．それは秘伝にしたからと言われている．一方で1846年，ウイリアム・モートンは公開の場でエーテルを用いた全身麻酔で顎下腺腫瘍の摘出術を行った．そして1847年ジェームズ・シンプソンがクロロホルムの麻酔作用について確認し，1853年にはジョン・スノーがクロロホルムを用いた無痛分娩を行い，全身麻酔という手技は瞬く間に世界中に広まったのである．そして，負傷したり，感染症で切断を要する四肢を如何に無麻酔で早く切り落とすかという野蛮な外科医ががんに立ち向かえる土台が導かれた．1881年にはビルロートが胃切除術を行っている．消化器の吻合は19世紀に既に完成されており，血管の吻合もアレクシス・カレルにより完成された．彼は1912年にノーベル賞をその業績で受賞している．甲状腺外科で有名なコッヘルは1909年にノーベル賞を受賞している．つまり，20世紀初頭には外科手技はほぼ登場している．そんな外科手技はまだまだ危険に満ちたものであった．30年前に僕が学生であった頃，「〇〇歳以上は手術適応から除外」という項目があちこちの教科書に見られた．今や年齢が除外項目となることはまれである．100歳近い方の手術も安全に施行できる時代になった．

術後の瘻孔

ファーストチョイス

セカンドチョイス

ひとこと MEMO

　術後の瘻孔はまず入浴させることと思っています．消毒は不要です．そして不良肉芽は除去する必要があります．そんなことを済ませた上で，肉芽の盛り上がりを期待するのなら十全大補湯❹❽．縫合糸膿瘍が原因で，感染源の糸を出したいのであれば葛根湯❶．膿がある時は排膿散及湯⑫が著効すると思っています．

十全大補湯㊽

十全大補湯㊽は瘻孔の周りに栄養をつけて良好な肉芽で埋めるイメージです.

葛根湯①

葛根湯①は異物を除去するイメージです.

or 排膿散及湯 (122)

排膿散及湯(122)は膿を掻き出すイメージです.

ひとことMEMO

抗菌薬が長々と投与されていることもあります. 漢方薬は基本的にすべて西洋剤と併用可能ですが, 必要性が少ないと思われる抗菌薬は中止しています. 正常な細菌叢の誘導が大切と思っているからです. 感染の原因が除去されて, 体力が回復すれば治る可能性はアップします.

嗅覚障害

嗅覚障害には

当帰芍薬散 ㉓

当帰芍薬散㉓を気長に投与しています．男性にももちろんこれで大丈夫です．

ひとことMEMO

　嗅覚障害にはステロイドの点鼻も併用します．できることは何でもします．どの匂いがわかるかをしっかりと記載しておくことも大切です．そうしないと患者さんはいつまでも嗅覚障害があると言い張ります．少しでも嗅覚障害が改善していれば，いずれ改善するか，またはその状態に慣れてきます．当帰芍薬散㉓は確かに嗅覚障害の患者に効いているのです．

歴史コラム③

　20世紀初頭には外科手技はある程度完成されている．この時代に実は移植外科の技術も完成されており，1902年にはウルマンが犬の腎臓を頸に動静脈を再吻合して自家移植したり，犬の腎臓を移植したヤギの尿管を頸部の皮膚に出し，そこから尿が出続けることも確認している．ところが，腎不全患者に他の動物や人の臓器を移植すると，最初は尿の流出が確認できても，すぐに拒絶反応が起こり，すべての移植は失敗した．いかに外科の技術が進歩しても，免疫抑制薬の開発なしには，拒絶反応の壁を越えられず，移植の成功はありえないということである．1954年12月23日，ジョセフ・マレーは一卵性双生児間の腎臓移植を成功させた．一卵性双生児であれば免疫抑制薬は不要であるということだ．また免疫抑制薬さえ開発されれば移植は成功するということを示したのである．彼も1990年にノーベル賞に輝いている．そして免疫抑制薬の開発が進み，現在ではがん患者に臓器移植が行われることは欧米では日常的な医療になっている．

　アップルコンピュータの創業者スティーブ・ジョブズも膵がんと闘い，そして肝移植手術も受けた．しかし，残念ながら2011年に56歳で死去した．外科治療は移植手術という極限の領域まで進んでいる．患者さんの侵襲を少なくする対策の1つとして腹腔鏡や胸腔鏡の手術，またロボットによる手術などが登場し，昔は手術後何日間もベッド上安静を要したが，最近は術後の回復経過もすばらしく速いものになっている．

味覚障害

女性の
ファーストチョイス

冷え，高齢者には

ほかにも
訴えの多い時

これといった所見が
ない時

ひとこと MEMO

　味覚障害には亜鉛のチェックが必要です．そして鉄や甲状腺機能も念の為に調べます．補正できるものはできる限り補正します．そして気長に漢方薬で対応します．舌にも場所によって感じる性質が異なるのですが，外来でそこまで丁寧に診察することは無理があります．なんとなく「味の具合はどうですか」といった質問になってしまうのです．

当帰芍薬散 ㉓
嗅覚障害のファーストチョイスですが，女性の味覚障害にも使用します．

真武湯 ㉚
高齢者や冷え症がある方の万能薬です．

加味逍遙散 ㉔
不定愁訴にはなんといってもこれでしょう．

柴胡桂枝湯 ⑩
経過が長い，よくわからない訴えに気長に処方すると，御利益があります．

ひとこと MEMO

　味の異常は，どんな味がしないのかをしっかりと聴き留めることが大切です．漢方でミラクルのように4週間で味覚障害が治ることはありますが，通常は4週間後に少々良いかな，と思われる漢方を続行します．その少々の良さに気づけるような質問がなにより大切なのです．

口腔内乾燥

ファーストチョイス

口腔内が乾き，尿量が少ない

汗をかきのどが渇く

ひとこと MEMO

　　唾液分泌刺激剤のサラジェンは抗コリン薬にて発汗と下痢の副作用があります．人工唾液のサリベートを使うこともあります．血清アミラーゼ値から膵アミラーゼ値を引くと唾液腺のアミラーゼが推測できます．頭頸部に放射線を照射すると唾液が出にくくなります．そんな時に漢方も有効です．どれも柴胡剤と併用すると効果が増すことがあります．

麦門冬湯 ㉙
潤いをつける漢方薬です．腸粘膜も潤うので下痢気味になることもあります．

五苓散 ⑰
のどが渇く時に使用します．二日酔いの時の口渇感のイメージです．

白虎加人参湯 ㉞
糖尿病の口渇に頻用した漢方薬です．

ひとこと MEMO

　口腔内乾燥はさまざまな患者さんが訴えます．原因もいろいろですから，西洋医学で治らない時はぜひ漢方も試みましょう．上記のヒントを参考に，いろいろと試すと，口腔内乾燥感が楽になることがあります．漢方の答えは患者さんが持っています．

本態性振戦

ファーストチョイス

セカンドチョイス

ひとこと MEMO

　αβ遮断薬であるアルマール（アロチノロール）が本態性
振戦に保険適用されています．抗がん剤投与などで手の震え
が止まらない人に抑肝散❺❹＋芍薬甘草湯❻❽で効果的なこと
があります．この組合せはパーキンソン病にも使用しています．
効かないことも，予想外に有効なこともあります．パーキン
ソン病様症状があれば，三黄瀉心湯⓲も試す価値ありです．

副作用対策

抑肝散 ㊽ ＋芍薬甘草湯 ㊻

抑肝散㊽に芍薬を増量するため芍薬甘草湯㊻をプラスします．

三黄瀉心湯 ⑬

パーキンソン病にも有効なことがあります．

ひとこと MEMO

　本態性振戦，チック様症状，パーキンソン様症状，どれも現代医学的には別の疾患群でしょうが，漢方では結構同じ薬で有効なことがあります．経験的にいいと思う薬剤を試すことが大切です．

眼症状

眼症状には

八味地黄丸 ❼
はちみじおうがん

めがねが高価な時代,眼症状に使用しました.困ったら使ってみましょう.

ひとこと MEMO

抗がん剤の副作用に見えにくい,涙が止まらないなどがあります.眼科の受診と投薬が最優先ですが,解決しない訴えには漢方が有効なことがあります.眼症状はティーエスワン,5-FU,ノルバデックス,タキソール,タキソテール,ランダ,イレッサ,オプジーボなどでも報告されています.覚えておくと臨床で役立ちます.

歴史コラム④

　３大がん治療の１つである放射線治療も 1895 年過ぎには行われている．1895 年はヴィルヘルム・レントゲンが X 線を発見した年で，翌年には乳がんや舌がんには応用されている．そして 1898 年にはキュリー夫妻がラジウムを発見し，そしてラジウムもがん治療に早速応用されている．レントゲンもキュリー夫妻もノーベル賞を受賞している．1950 年代にコバルト 60 が開発されラジウムよりも安価に利用できるようになった．最近は炭素を利用する重粒子線治療も行われている．通常は身体の外から放射線を当てる外部照射が行われるが，放射線源をがん本体に埋め込む内部照射や，がんに対する抗体と放射線同位元素を組み合わせて，がんにピンポイントなミサイル攻撃を行おうという作戦も進行している．

　抗がん剤は，当然に発がん剤の可能性を秘めていて，そして実際にそれが証明されているものも少なくない．同じように放射線治療もがんの治療にも役立つが，一方で発がん作用もある．先日，秋月辰一郎医師が書いた「長崎原爆記」を読んだ．爆心地からたった 1.8 km しか離れていない浦上第一病院で診察中に被爆した．ところが本人を含めて多くの人が被爆していながら，塩と玄米と味噌で生き永らえたそうだ．いまだに不思議な話だが，それが事実だ．漢方ががん治療の役にたつという事実も理論ではなく，実際に経験してわかることだ．

易感染性

易感染性には

補中益気湯 ㊶
柴胡剤ですから感染症にある程度強くなります．

ひとこと MEMO

担がん状態，そして抗がん剤や放射線治療中，治療後には感染しやすい状態になります．毛嚢炎，咽頭炎，嚥下痛，気管支炎，肺炎，膀胱炎，膣炎，耳漏，耳痛，鼻汁，口内炎，胃炎，下痢，肛門のただれ，皮膚の発赤などが生じます．あらかじめ漢方薬で対応しておくことも悪くないのです．

歴史コラム⑤

3大がん治療の1つである抗がん剤の歴史は最も新しく約70年である．第一次大戦で使われた毒ガス（マスタードガス）を使いやすくしたものがナイトロジェンマスタードである．1943年12月2日，ナイトロジェンマスタードを積んだ輸送船が撃沈され，大量のナイトロジェンマスタードが流出し兵士が被曝した．その後，被曝した兵士を観察するとX線同様に突然変異や骨髄抑制を起こすことがわかった．当時はX線照射しか治療法がなかった悪性リンパ腫に使用されたのである．その後いろいろながんへの治療が始まり，そしてナイトロジェンマスタードの誘導体がシクロホスファミドである．シクロホスファミドはアルキル化剤に分類される抗がん剤である．1956年には抗生物質からマイトマイシンCが秦藤樹先生らにより発見された．1963年には梅澤濱夫先生がブレオマイシンを発見し，これらは今でも使用されている抗生物質由来の抗がん剤である．1960年代には植物アルカロイドであるビンブラスチン，代謝拮抗薬のフルオロウラシルメトトレキサート，メルカプトプリンも開発された．1970年代になると白金製剤のシスプラチンが開発され，カルボプラチン，そしてオキサリプラチンと開発が続いた．1990年代からは分子標的薬がいよいよ登場する．抗がん剤の開発はこれからも続くであろう．分子標的薬に関してはどの分子を修飾するかで，ほぼ無限の可能性がある．そんながん治療薬のスクリーニングにもiPS細胞の技術は使用可能だ．西洋医学は進歩している．漢方もそろそろ歴史的経験則の集積という枠から飛び出す時期と思っている．そんなサイエンスを展開してくれる若い力の登場を願っている．

咽頭異常症

ファーストチョイス

セカンドチョイス

ひとこと MEMO

　胃食道逆流があればタケキャブなどの PPI を使用します．半夏厚朴湯⑯は女性に著効患者が多く，柴胡加竜骨牡蛎湯⑫は男性に著効患者が多いように感じます．うつ病やうつっぽい時に，のどの違和感を高頻度で訴えます．そんな時にちょっと役に立つ処方です．

半夏厚朴湯 ⓰
炙った肉がのどにあるような感じのする時に使用します（咽中炙臠）．

柴胡加竜骨牡蛎湯 ⓬
精神的に何かを訴える時に使用します．

ひとこと MEMO

多くの患者さんがいろいろな表現で訴える病態です．昔は咽中炙臠とか梅核気（梅の種がのどにある）と表現しました．今は，のどが変だが，耳鼻科でも消化器内科でも異常がないと言われると訴えます．精神的なものに影響される症状です．漢方の出番です．

不妊

不妊には

当帰芍薬散 ㉓
とうきしゃくやくさん

妊娠，出産，生理に関する訴えに効くことがあります．

ひとこと MEMO

　卵子の凍結保存は選択肢のひとつです．人工授精は格段の進歩を遂げました．漢方薬では不妊や習慣性流産には当帰芍薬散㉓を使用します．また当帰芍薬散㉓が飲めないほどがん治療で弱っているときなどは，六君子湯㊸や参耆剤の投与で胃腸を丈夫にして，当帰芍薬散㉓を飲めるようにしてから，それから当帰芍薬散㉓使用します．

歴史コラム⑥

　がんを発見する検査も進歩を遂げている．CTはハウンズフィールドにより1967年に考案され，1972年に発表された．彼はCTの理論的貢献をしたコーマックと共に1979年のノーベル賞を受賞している．CTから遅れて普及したMRIを開発したラウターバーとマンスフィールドもノーベル賞を2003年に受賞した．一方で超音波検査は1950年代には開発され，臨床には1970年代から急速に普及した．またPETはポジトロン断層法のことで陽電子検出を利用したCT装置で，CTやMRIが形態を調べる機器であるのに対して，PETは生体機能を測定する装置である．がんの多くがブドウ糖代謝が亢進していることを利用してがんの診断に利用している．

　現在がんの検査にも汎用されている超音波器機に関してノーベル賞を受賞したものはいない．超音波検査は被曝の危険もなく，誰もが気軽に興味を持ち，そして患者さんに気軽に検査を勧めて問題ない機器と思っている．そんな点も，副作用がすくなく，誰もが興味を持って，そして気軽に処方できる漢方と共通している．そして超音波器機は初心者は初心者なりの使い方があり，上級者には上級者なりの使用方法がある．そして同じように漢方も初心者から上級者のどの段階でも，ともかく使用すれば喜ばれると思っている．また，いくら教科書で勉強しても実際に使用してみないと全く上達しない点も漢方と同じだ．漢方の上達の師匠は患者さんそのものである．僕の師匠の松田邦夫先生がいつも口にする言葉だ．

巻末付録

がん治療の頻用薬

アルキル化剤

マスタード類
エンドキサン（シクロホスファミド），イホマイド（イホスファミド），マブリン（ブスルファン）など

ニトロソウレア類
ダカルバジン（ダカルバジン），ナツラン（プロカルバジン）など

副作用：血液毒性，消化管毒性，脱毛，二次発がん，腎障害，出血性膀胱炎

　アルキル化剤は特に副作用が強い抗がん剤のひとつです．よく見られる副作用は骨髄抑制で，血液毒性につながります．易感染性，貧血，そして血小板減少などが生じます．通常骨髄抑制は薬剤投与後1〜2週間で現れます．嘔気や嘔吐もアルキル化剤には多く，投与後すぐにむかつきが始まります．もっともよく利用されるアルキル化剤であるエンドキサン（シクロホスファミド）は出血性膀胱炎や心不全などを起こすことがあります．アルキル化剤は正常細胞の遺伝子も損傷するので二次発がんの可能性があります．

代謝拮抗薬

ロイケリン（メルカプトプリン），5-FU（フルオロウラシル），フトラフール（テガフール），ティーエスワン（TS-1），フルツロン（ドキシフルリジン），ジェムザール（ゲムシタビン），メソトレキセート（メトトレキサート）など

副作用：口内炎，下痢，骨髄抑制，手足症候群，脱毛

代謝拮抗薬の副作用は抗がん剤の中では比較的軽いといわれています．そして，アルキル化剤などとは異なり，遺伝子を損傷させることがないので，二次発がんの発生は低いとされています．代謝拮抗剤に比較的多い副作用は，口内炎や脱毛，皮膚症状などです．嘔気・嘔吐，下痢などが強く現れたり，骨髄抑制・血液毒性を引き起こすこともあります．メソトレキセートなどの大量化学療法では腎障害や肝障害が起こる可能性があります．

抗腫瘍植物アルカロイド

植物アルカロイド（微小管阻害薬，ビンカアルカロイド系）

オンコビン（ビンクリスチン），エクザール（ビンブラスチン），ナベルビン（ビノレルビン）など

副作用：血液毒性，末梢神経障害，脱毛，嘔気，嘔吐，腹
　　　　痛，ビンクリスチンは便秘

ビンカアルカロイド系の特徴的な副作用は末梢神経障害です．手足のしびれや痛みを訴えます．また，自律神経の障害により，尿や便が出にくくなったりもします．ビンクリスチンでは末梢神経障害が強く現れわれます．このほか，ビンカアルカロイドには，嘔気，嘔吐，腹痛，けいれん，脱毛などの副作用がみられます．

植物アルカロイド（微小管阻害薬，タキサン系）

タキソール（パクリタキセル），タキソテール（ドキタキセル）など

副作用：血液毒性，末梢神経障害，脱毛

タキサン系の薬剤は骨髄抑制が強く，他の抗がん剤に比べると比較的早く，投与後7日前後から現れます．その他の副作用としては，むくみ，筋肉痛，末梢神経障害，手足のしびれ，発熱などがあります．しかしタキサン系では，嘔気や嘔吐などの症状は比較的軽いとされています．パクリタキセルではポロオキシエチレンヒマシ油に対するアナフィラキシーが起こることがあります．

植物アルカロイド（トポイソメラーゼ阻害薬）
カンプト（イリノテカン），ベプシド（エトポシド）など
副作用：血液毒性，脱毛，二次発がん

トポイソメラーゼ阻害薬は副作用として骨髄抑制が強く現れます．嘔気，嘔吐もよく見られる，特にイリノテカンはひどい下痢を引き起こすことがあります．エトポシドは脱毛が起こりやすいという特徴があります．また二次発がんを発症させる可能性があるとされています．

抗腫瘍性抗生物質
アドリアシン（ドキソルビシン），ダウノマイシン（ダウノルビシン），ブレオ（ブレオマイシン）など
副作用：血液毒性，脱毛，嘔気，心毒性
　　　　ブレオ（ブレオマイシン）は間質性肺炎

骨髄抑制は比較的強く表れます．制吐剤を必要とするような嘔気や嘔吐の症状も生じます．また，ドキソルビシンでは心臓障害を引き起こすことがあります．ブレオマイシンは間質性肺炎を引き起こす可能性があります．

白金（プラチナ）製剤

ランダ（シスプラチン），パラプラチン（カルボプラチン），
エルプラット（オキサリプラチン）など

副作用：血液毒性，消化管毒性，腎障害，末梢神経障害
　　　　シスプラチンの聴力障害

　プラチナ製剤の代表的な副作用として腎臓障害があげられます．特にシスプラチンで強く現れます．その他にも耳鳴りや難聴，末梢神経障害があります．嘔気，嘔吐も頻繁に生じます．特にシスプラチンで強く現れます．骨髄抑制は比較的穏やかとされています．プラチナ製剤は遺伝子に直接作用するため，アルキル化剤と同様に，二次発がんの可能性があります．

抗腫瘍ホルモン関連薬

ノルバデックス（タモキシフェン），アリミデックス（アナストロゾール），フェマーラ（レトロゾール）など

副作用：血栓症，更年期障害の症状，精力減退

　ホルモン剤は比較的副作用の軽い抗がん剤です．しかし血栓症を起こすことがあります．ホルモン剤では更年期障害の症状が現れます．ほてりやのぼせ，めまい，頭痛，倦怠感，その他男性は精力や性欲の減退などです．軽い下痢や嘔気，食欲の減退が起こることもあります．

分子標的薬

リツキサン（リツキシマブ），アービタックス（セツキシマブ），イレッサ（ゲフィチニブ），オプジーボ（ニボルマブ）など

副作用：心不全，間質性肺炎，血栓症，高血圧，消化管穿孔

分子標的治療薬は作用のメカニズムが種類によって異なるため，治療薬によって副作用も異なります．抗体医薬品は人工的に合成された蛋白質にてアレルギー反応が生じることがあります．イレッサ（ゲフィチニブ）のようなシグナル阻害薬の共通の副作用として，嘔気・嘔吐，下痢などがあります．また，ボルテゾミブのような蛋白分解酵素阻害薬は，末梢神経障害，嘔吐・下痢，骨髄抑制などもみられます．分子標的薬の重篤な副作用として，心不全，間質性肺炎，血栓症，高血圧，消化管穿孔などが報告されていますが，その頻度は，従来型の抗がん剤よりも少ないのです．

細胞周期と使用される抗がん剤

細胞周期	抗がん剤
G1 期 （DNA 合成準備期）	（L-アスパラキナーゼ）
S 期 （DNA 合成期）	代謝拮抗薬 　ピリミジン拮抗薬 　　5-FU，UFT，TS-1，ゲムシタビン 　プリン拮抗薬 　　メルカプトプリン 　葉酸拮抗薬 　　メトトレキサート イリノテカン エトポシド
G2 期 （分裂準備期）	ブレオマイシン
M 期 （分裂期）	ビンカアルカロイド 　ビンクリスチン 　ビンブラスチン 　ビンデシン 　ビノレルビン タキサン系 　パクリタキセル 　ドセタキセル
細胞周期と無関係	アルキル化剤 　シクロフォスファミド 　イフォスファミド 白金製剤 　シスプラチン 　カルボプラチン 　オキサリプラチン 抗生物質 　マイトマイシン 　アクチノマイシン D
細胞周期と無関係 （S 期にも）	アントラサイクリン系抗生物質 　ダウノルビシン 　ドキソルビシン

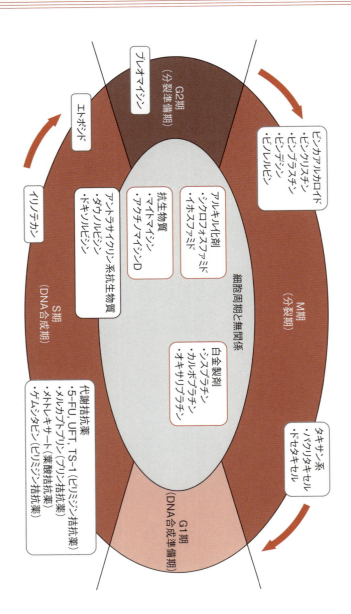

参考文献

1) 星野惠津夫：症例に学ぶがんの漢方サポート．南山堂，2015
2) Mitchell M. Waldrop，田中三彦，遠山峻征：複雑系─科学革命の震源地・サンタフェ研究所の天才たち．新潮社，2000
3) 水谷　淳　訳：歴史は「べき乗則」で動く．早川書房，2009
4) 池谷裕二：単純脳，複雑な「私」．講談社，2013
5) Thomas Gilovich：How We Know What Isn't So. Free Press，1993
6) 日本臨床腫瘍薬学会監：改訂4版がん化学療法レジメンハンドブック．羊土社，2015
7) 岡元るみ子他編：改訂版がん化学療法副作用対策ハンドブック．羊土社，2015
8) 松田邦夫，稲木一元：臨床医のための漢方［基礎編］．カレントテラピー，1987
9) 大塚敬節：大塚敬節著作集　第1巻〜第8巻 別冊．春陽堂，1980-1982
10) 大塚敬節，矢数道明，清水藤太郎：漢方診療医典．南山堂，1969
11) 大塚敬節：症候による漢方治療の実際．南山堂，1963
12) 稲木一元，松田邦夫：ファーストチョイスの漢方薬．南山堂，2006
13) 大塚敬節：漢方の特質．創元社，1971
14) 大塚敬節：漢方と民間薬百科．主婦の友社，1966
15) 大塚敬節：東洋医学とともに．創元社，1960
16) 大塚敬節：漢方ひとすじ：五十年の治療体験から．日本経済新聞社，1976
17) 松田邦夫：症例による漢方治療の実際．創元社，1992
18) 日本医師会 編：漢方治療の ABC．日本医師会雑誌臨増108(5)，1992
19) 大塚敬節：歌集杏林集．香蘭詩社，1940
20) 三潴忠道：はじめての漢方診療十五話．医学書院，2005

21) 花輪壽彦：漢方診療のレッスン．金原出版，1995
22) 松田邦夫：巻頭言：私の漢方治療．漢方と最新治療 13（1）：
2-4，世論時報社，2004
23) 新見正則：本当に明日から使える漢方薬．新興医学出版社，
2010
24) 新見正則：西洋医がすすめる漢方．新潮社，2010
25) 新見正則：プライマリケアのための血管疾患のはなし漢方診
療も含めて．メディカルレビュー社，2010
26) 新見正則：フローチャート漢方薬治療．新興医学出版社，2011
27) 新見正則：じゃぁ，死にますか？　リラックス外来トーク術．
新興医学出版社，2011
28) 新見正則：簡単モダン・カンポウ．新興医学出版社，2011
29) 新見正則：じゃぁ，そろそろ運動しませんか？　新興医学出
版社，2011
30) 新見正則：iPhone アプリ「フローチャート漢方薬治療」
31) 新見正則：じゃぁ，そろそろ減量しませんか？　新興医学出
版社，2012
32) 新見正則：鉄則モダン・カンポウ．新興医学出版社，2012
33) 松田邦夫・新見正則：西洋医を志す君たちに贈る漢方講義．
新興医学出版社，2012
34) 新見正則：実践ちょいたし漢方．日本医事新報 4683(1)，2014
35) 新見正則：症例モダン・カンポウ．新興医学出版社，2012
新見正則：飛訳モダン・カンポウ．新興医学出版社，2013
36) 新見正則：患者必読医者の僕がやっとわかったこと．朝日新
聞出版，2014
37) 新見正則：フローチャート漢方薬治療 2．新興医学出版社，
2014
38) 新見正則：3 秒でわかる漢方ルール．新興医学出版社，2014
39) 新見正則：患者さんのためのフローチャート漢方薬．新興医
学出版社，2015
40) 新見正則：実践 3 秒ルール 128 漢方処方分析．新興医学出版
社，2016

おわりに

漢方に興味をもってから20年以上が経った．松田邦夫先生に毎週教えて頂くことも10年を経過した．

たくさんの先生にお世話になり，教えて頂いて，そして勉強している毎日は楽しい．50歳を過ぎると，定年が見えてくる．西洋医学的な知識は頭打ちだ．その点漢方の知識は無限のように思える．たくさんの先人がたくさんの知恵を残してくれている．そして何より目の前の患者さんが教えてくれる．西洋医学だけで対応していた頃は，外来は，つまらない，そして義務感で行うものだった．そんな外来診療は懲り懲りだ．

漢方を手にすると決めただけで，新しい世界が始まる．そこには無限の勉強があるからだ．僕たちは西洋医だ．西洋医学最優先で診療を行うことは当然の責務と思っている．しかし，西洋医学だけでは治らない訴えは多い．またがん治療は漢方でサポートした方が遙かに有効性が増す．

サイエンスがあってエビデンスがある治療はすばらしい．そんな治療は最優先に行われるべきだ．しかし，そんなすばらしい治療を行っても結果にばらつきがある．昔は個人差と思っていた．親から受け継いだ遺伝子で規定されているもの，遺伝子には規定されていないが遺伝するエピジェネティック的なもの，また育った環境なども大切だろう．そしてやっと，「些細な努力の積み重ねで差が出る」と腑に落ちた．漢方も西洋医の僕にとっては些細なもののひとつだ．しかし，医療保険が使えることが他の些細な治療とは根本的に異なる．

がんのサポート外来では，高蛋白質で炭水化物を控えた食

事を勧めている．冷やす食べ物は避けよう．また有酸素運動を毎日行うことも大切だ．禁煙は是非行った方が良い．アルコールはほどほどに．ストレスはできる限り減らそう．睡眠時間は十分に確保しよう．体は温めよう．

　そして希望を持とう．家族や自然に感謝しよう．そんなことも雑談のようにお話ししている．

　漢方を手にして，年々外来が上手になる．この年になっても上達していく自分を感じることはこの上ない幸せだ．そんな楽しい思いをたくさんの人に体感して頂きたく，こんな本を書いている．最後に，精一杯に生き抜いて潔く旅立った母に，自分を懸命に育ててくれた母に，好き勝手なことをしてもいつも温かく見守っていてくれた母に，心から感謝している．そして，母の看病をしてくれた家内と娘にも感謝の気持ちで一杯だ．母の死を通して臨床医としてまた幅が広がったと思っている．そしてこの本を使って，多くの医師が漢方の魅力を体感し，多くのがんの患者さんに希望が導かれることを願っている．いつもお世話になっている新興医学出版社の林峰子社長に深謝申し上げる．

2017 年 3 月吉日

新見正則

索　引

あ

茵蔯蒿湯(135)（いんちんこうとう）……81, 83
茵蔯五苓散(117)（いんちんごれいさん）……79, 81, 83
温清飲(57)（うんせいいん）……93, 99
越婢加朮湯㉘（えっぴかじゅつとう）……108
黄連解毒湯⑮（おうれんげどくとう）……45, 67, 145
黄連湯(120)（おうれんとう）……67

か

葛根湯①（かっこんとう）……151
加味帰脾湯(137)（かみきひとう）……62, 117, 119, 135, 147
加味逍遙散㉔（かみしょうようさん）……135, 155
桔梗湯(138)（ききょうとう）……67
帰脾湯(65)（きひとう）……117
芎帰膠艾湯(77)（きゅうききょうがいとう）……126
桂枝加芍薬湯(60)（けいしかしゃくやくとう）……71, 75
桂枝加朮附湯⑱（けいしかじゅつぶとう）……123
桂枝茯苓丸㉕（けいしぶくりょうがん）……34, 51, 55, 119, 131
牛車腎気丸(107)（ごしゃじんきがん）……47, 125, 128, 131
呉茱萸湯㉛（ごしゅゆとう）……145
五苓散⑰（ごれいさん）……79, 157

さ

柴胡加竜骨牡蛎湯⑫（さいこかりゅうこつぼれいとう）……91, 165
柴胡桂枝湯⑩（さいこけいしとう）……49, 55, 69, 77, 87, 89, 155
柴苓湯(114)（さいれいとう）……79, 132
三黄瀉心湯(113)（さんおうしゃしんとう）……141, 159
酸棗仁湯(103)（さんそうにんとう）……119
三物黄芩湯(121)（さんもつおうごんとう）……99, 141
紫雲膏(501)（しうんこう）……94, 99, 108, 113
四物湯(71)（しもつとう）……107
芍薬甘草湯(68)（しゃくやくかんぞうとう）
……57, 69, 77, 121, 143, 145, 159

十全大補湯㊽(じゅうぜんたいほとう)
……39, 55, 57, 59, 60, 91, 94, 99, 104, 107, 113, 147, 151
十味敗毒湯⑥(じゅうみはいどくとう)……93, 96, 99, 101, 103
潤腸湯(51)(じゅんちょうとう)……73
小建中湯(99)(しょうけんちゅうとう)……75
小半夏加茯苓湯㉑(しょうはんげかぶくりょうとう)……65
消風散㉒(しょうふうさん)……93
真武湯㉚(しんぶとう)……43, 69, 79, 115, 137, 155
清上防風湯(58)(せいじょうぼうふうとう)……101
清心蓮子飲(111)(せいしんれんしいん)……125

た

大建中湯(100)(だいけんちゅうとう)……71, 75
大柴胡湯⑧(だいさいことう)……45, 51, 53, 55, 131
大承気湯(133)(だいじょうきとう)……73
大防風湯(97)(だいぼうふうとう)……123
調胃承気湯(74)(ちょういじょうきとう)……73
釣藤散㊼(ちょうとうさん)……115
桃核承気湯(61)(とうかくじょうきとう)……53, 55, 73
当帰四逆加呉茱萸生姜湯㊳(とうきしぎゃくかごしゅゆしょうきょうとう)
……137
当帰芍薬散㉓(とうきしゃくやくさん)……49, 55, 152, 155, 166

な

人参湯㉜(にんじんとう)……65, 69, 79
人参養栄湯(108)(にんじんようえいとう)……41, 55, 147

は

排膿散及湯(122)(はいのうさんきゅうとう)……103, 151
麦門冬湯㉙(ばくもんどうとう)……89, 157
八味地黄丸⑦(はちみじおうがん)……125, 128, 141, 143, 160
半夏厚朴湯⑯(はんげこうぼくとう)……75, 165
半夏瀉心湯⑭(はんげしゃしんとう)……67, 69, 145
半夏白朮天麻湯㊲(はんげびゃくじゅつてんまとう)……115
白虎加人参湯㉞(びゃっこかにんじんとう)……157
附子(ぶし)……37, 39, 41, 47, 111
補中益気湯㊶(ほちゅうえっきとう)
……34, 37, 55, 59, 83, 85, 147, 162
補中益気湯㊶(ほちゅうえっきとう)＋附子(ぶし)……37, 57, 113

ま

麻黄附子細辛湯 **127**（まおうぶしさいしんとう） ………………… 104, 111

麻杏甘石湯 **55**（まきょうかんせきとう） ………………………… 87

麻子仁丸 **126**（ましにんがん） ……………………………………… 73

や

薏苡仁湯 **52**（よくいにんとう） …………………………………… 121

抑肝散 **54**（よくかんさん） ………………………………………… 159

ら

六君子湯 **43**（りっくんしとう） ……………………………… 85, 148

竜胆瀉肝湯 **76**（りゅうたんしゃかんとう） ……………………… 125

苓桂朮甘湯 **39**（りょうけいじゅつかんとう） …………………… 115

【著者略歴】

新見 正則 (にいみ まさのり)　Masanori Niimi, MD, DPhil, FACS

1959 年生まれ	
1985 年	慶應義塾大学医学部卒業
1993 年〜1998 年	英国オックスフォード大学医学部博士課程留学 移植免疫学で Doctor of Philosophy（DPhil）取得
1998 年〜	帝京大学医学部に勤務
2002 年	帝京大学外科准教授
2013 年	イグノーベル医学賞
2020 年	新見正則医院開院

帝京大学医学部外科准教授，アメリカ外科学会フェロー（FACS）.

専門

消化器外科専門医，血管外科，移植免疫学，漢方指導医・専門医，労働衛生コンサルタント，日本体育協会認定スポーツドクター，セカンドオピニオンのパイオニアとしてテレビ出演多数.
漢方医学は松田邦夫先生（東大 S29 年卒）に学ぶ.

著書

西洋医がすすめる漢方. 新潮社, 2010. 本当に明日から使える漢方薬. 新興医学出版社, 2010. フローチャート漢方薬治療. 新興医学出版社, 2011. リラックス外来トーク術 じゃぁ, 死にますか. 新興医学出版社, 2011. じゃぁ, そろそろ運動しませんか? 西洋医学と漢方の限界に気づき, トライアスロンに挑戦した外科医の物語. 新興医学出版社, 2011. じゃぁ, そろそろ減量しませんか? 正しい肥満解消大作戦. 新興医学出版社, 2012. 鉄則モダン・カンポウ. 新興医学出版社, 2012. 症例モダン・カンポウ. 新興医学出版社, 2012. 飛訳モダン・カンポウ. 新興医学出版社, 2013. フローチャート漢方薬治療 2. 新興医学出版社, 2014. 3 秒でわかる漢方ルール. 新興医学出版社, 2014. 実践 3 秒ルール 128 漢方処方分析. 新興医学出版社, 2016 など多数

©2017

第 4 刷	2023 年 2 月 16 日
第 1 版発行	2017 年 4 月 25 日

フローチャートがん漢方薬
サポート医療・副作用軽減・緩和に！

（定価はカバーに表示してあります）

検　印	
省　略	

著者	新 見 正 則
発行者	林　　峰 子
発行所	株式会社 新興医学出版社

〒113-0033　東京都文京区本郷6丁目26番8号
電話　03（3816）2853　　FAX　03（3816）2895

印刷　三報社印刷株式会社　　　ISBN978-4-88002-199-7　　　郵便振替　00120-8-191625

- ・本書の複製権・翻訳権・上映権・譲渡権・公衆送信権（送信可能化権を含む）は株式会社新興医学出版社が保有します.
- ・本書を無断で複製する行為（コピー, スキャン, デジタルデータ化など）は, 著作権法上での限られた例外（「私的使用のための複製」など）を除き禁じられています. 研究活動, 診療を含み業務上使用する目的で上記の行為を行うことは大学, 病院, 企業などにおける内部的な利用であっても, 私的使用には該当せず, 違法です. また, 私的使用であっても, 代行業者等の第三者に依頼して上記の行為を行うことは違法となります.
- ・ JCOPY 〈出版者著作権管理機構 委託出版物〉
　本書の無断複製は著作権法上での例外を除き禁じられています. 複製される場合は, そのつど事前に, 出版者著作権管理機構（電話 03-5244-5088, FAX03-5244-5089, e-mail：info@jcopy.or.jp）の許諾を得てください.